子どもは和食で育てなさい

心と体を元気にする食育のススメ

医学博士
NPO法人 日本食育協会理事
鈴木雅子 著

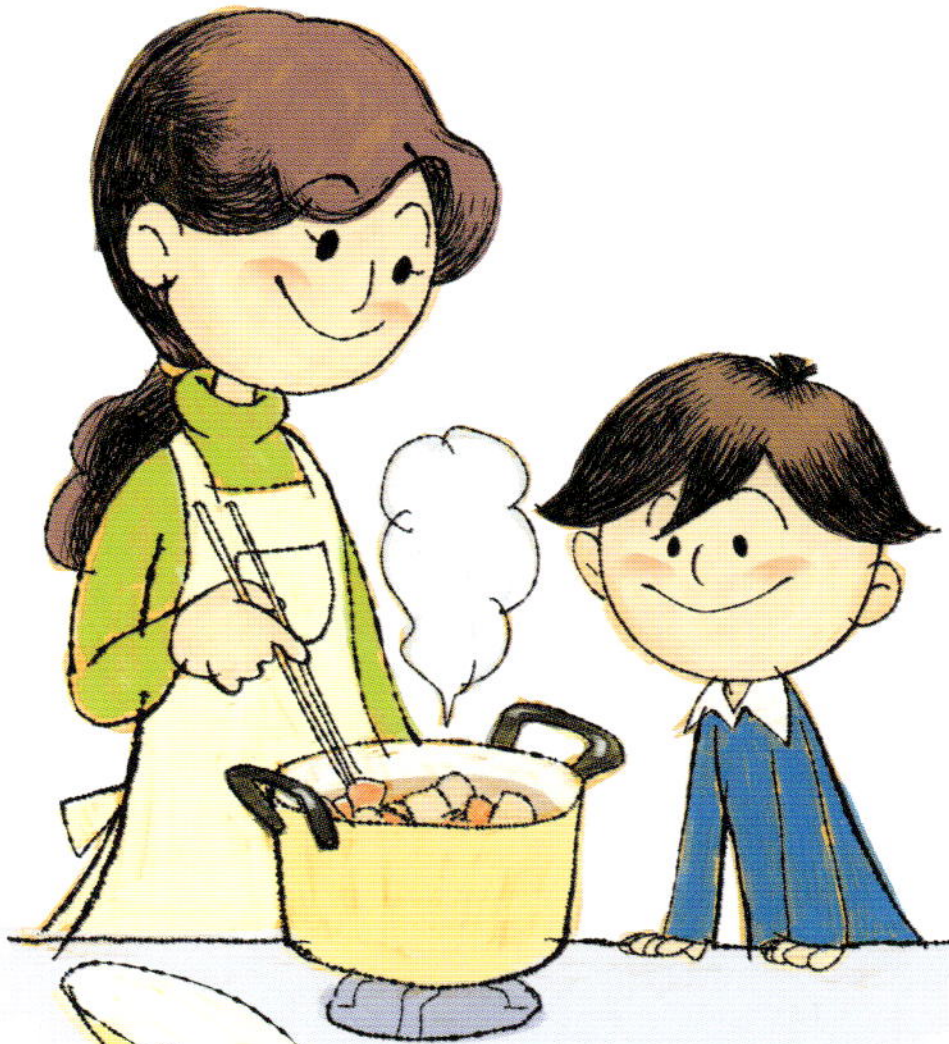

KANZEN

はじめに

戦後六十年、私達の生活は大きく変化しました。中でも特に大きく変わったのは食生活です。

確かに食生活は一見豊かになりました。スーパーやデパ地下にはありとあらゆる食品が並んでいますし、街にはレストランからファストフード店までたくさんの飲食店があります。ほしい時に、ほしい物が、ほしいだけ食べられるようになり、「食はファッション」という時代を迎えました。

しかしこうした状況は、自分の好きなものばかり食べる風潮を作ってしまい、栄養摂取上のかたよりを引き起こすことになりました。糖質や脂質は多いが、ビタミン、ミネラル、食物繊維、ファイトケミカルなどが少ない内容です。人間が心身の健康を守るには、約五〇種の栄養素が過不足なく摂取されることが必要です。現在のような豊かな食の時代に、必要な栄養素がとれない「栄養失調」が起きています。しかし現代の栄養失調は、食料はあるのに、食べ方を間違えて生じたものです。こうした栄養失調を私は過去の食料不足から生ずる栄養失調と区別して、「現代型栄養失調」と名づけました。この栄養失調が生活習慣病の増加、低年齢化、精神的な問題「落ち着きがない、すぐキレる」などの原因となっています。

近年、様々な研究で、食べものが脳（＝心）を育てることが明らかになっています。教育やしつけはもちろん大切ですが、その前に各種の栄養素がバランス良くとれ、しかも日本人の体質に合った食事を子ども達に与えることが必要なのです。そのためには、ごはんを中心にした和食をもっと取り入れてほしいのです。

和食を調べてみますと、糖質、脂質、たんぱく質のバランスが良く、ビタミン、ミネラル、食物繊維、ファイトケミカルに富み、健康の保持・増進にきわめてすぐれた内容となっています。かつてアメリカでの生活習慣病対策として、この日本の食事内容（和食）が参考にされたのはご存じのとおりです。

子ども達が心身を健康に保つための食事としては、この国が作り上げてきた「和食」が最もすぐれた内容のものなのです。小さい頃からこうした内容の食事を子ども達に食べさせ、伝えていくことこそが健康を保証することにつながります。ぜひお宅の食卓を、和食のパターンに変えていただければと願っております。

目次

3章 教育やしつけの前に、ちゃんと栄養素のとれる食事を

4章 和食中心の食事で子どもの心と体を健康に育てる

鈴木雅子がすすめる
子どもが喜ぶ カンタン 和食アレンジレシピ

レシピのこだわり

1品で、できるだけ多くの
栄養素がとれる。

今の子ども達に不足している
ビタミン、ミネラル、食物繊維、
ファイトケミカルがとれる。

手近にある材料でカンタンに作れる。

健康にいいのに子どもが好まない
食材は、味にひと工夫して
食べやすくした。

＊ホワイトソースの作り方＊
（ホウレンソウグラタン・豆腐グラタンに共通）

①バターで小麦粉大さじ２を焦がさないように炒める。

②牛乳２カップを加えて温めながらよく混ぜ、
塩、こしょうで調味する。

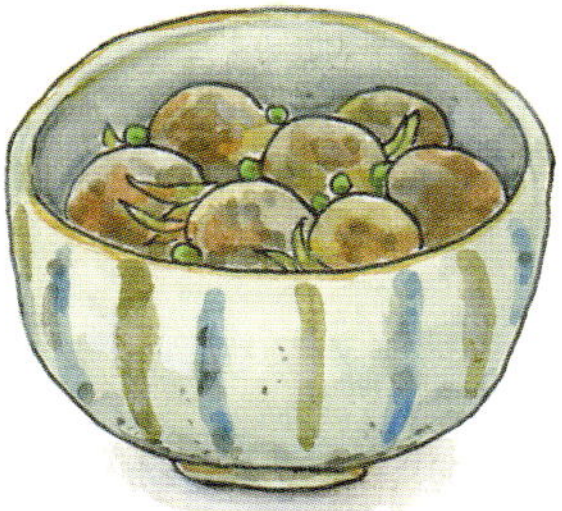

recipe*1

イワシボール とろ～りケチャップ煮

◎材料（4人前）◎

イワシすり身…200ｇ
卵…1個
タマネギ…中1個
グリーンピース…大さじ1
塩、コショウ、バター、小麦粉、
ケチャップ　少々

POINT

ＤＨＡ、ＥＰＡの
豊富なイワシを食べて、
脳の働きを良くし、
高脂血症、動脈硬化を防ごう。

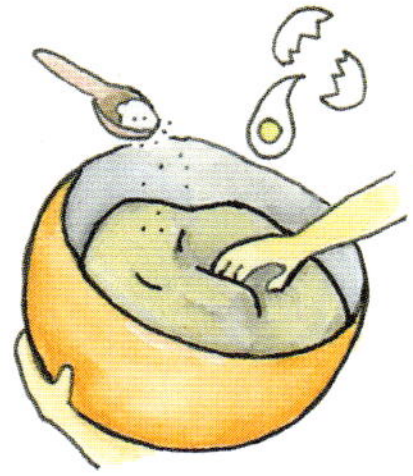

1
すり身に卵と小麦粉
小さじ3を加えて練る。

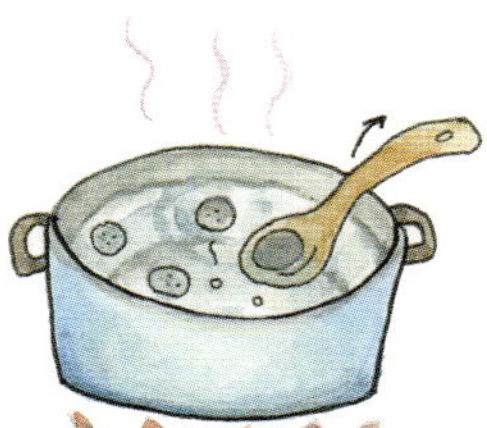

2
沸騰したお湯にボール状に丸めた①を入れる。
浮き上がってから2分後にすくいとる。

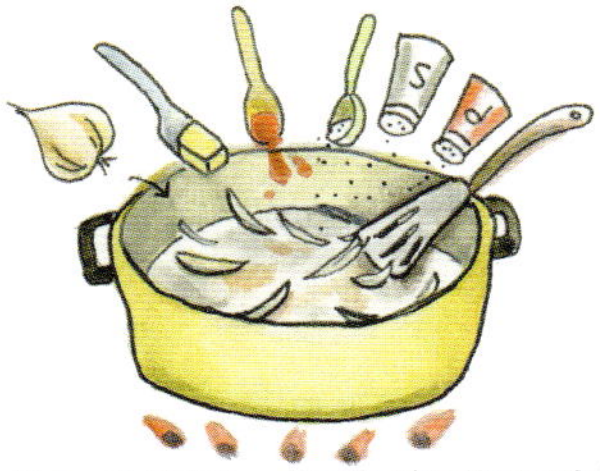

3
鍋にバターを溶かし、タマネギの薄切りを炒め、
ケチャップ、水、小麦粉、塩、コショウで
ととのえたとろりとしたソースを作る。

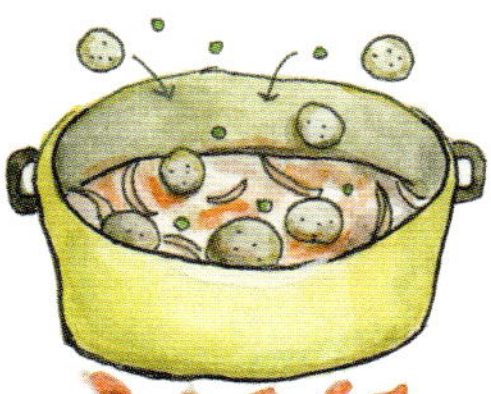

4
③にイワシボールを入れて煮る。
最後にグリーンピースを加えて火を止める。

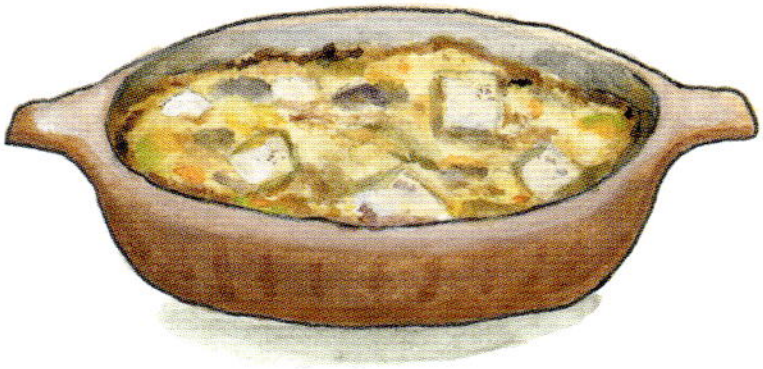

recipe*2

あつあつ
豆腐グラタン

◎材料（4人前）◎

豆腐…2丁
タマネギ…1/4個
ニンジン…80 g
カボチャ…80 g
ナス…200 g
牛乳…カップ2
小麦粉…大さじ2
バター、パン粉、
パルメザンチーズ、
塩、コショウ…適量
ホワイトソース（P8参照）

POINT

脂質の少ない
植物性たんぱく質とビタミン、
ミネラル、ファイトケミカル
の多い野菜をしっかり食べよう！

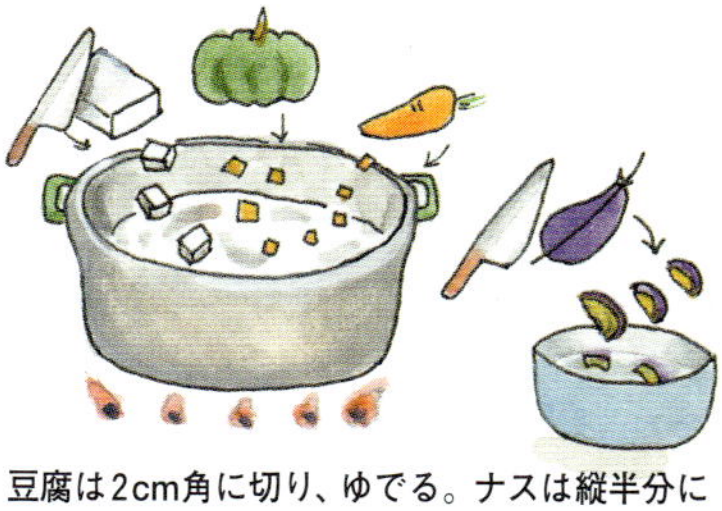

1
豆腐は2cm角に切り、ゆでる。ナスは縦半分にして厚さ2cmに切り、水にさらす。ニンジンとカボチャは1cm角に切り、ざっとゆでる。

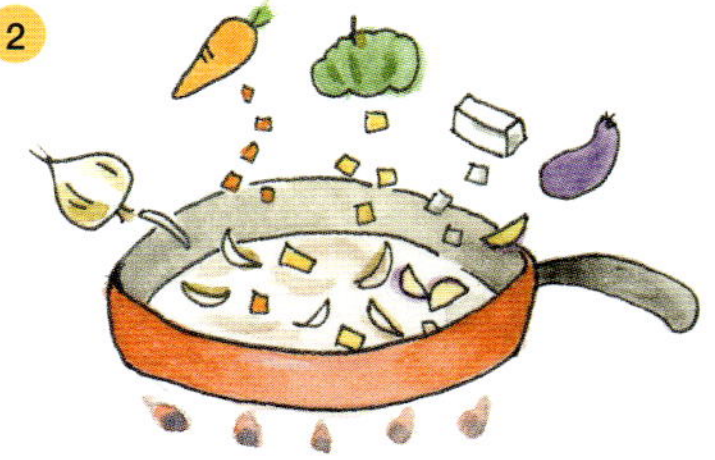

2
ザク切りにしたタマネギを油で炒め、次にニンジンとカボチャを加えて炒める。さらに豆腐、ナスを加えて炒める。

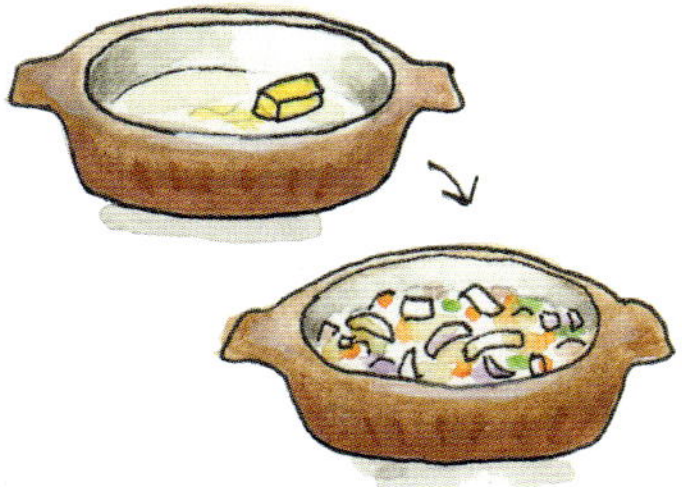

3
バターをぬったグラタン皿に、塩、コショウで味つけた②を入れる。

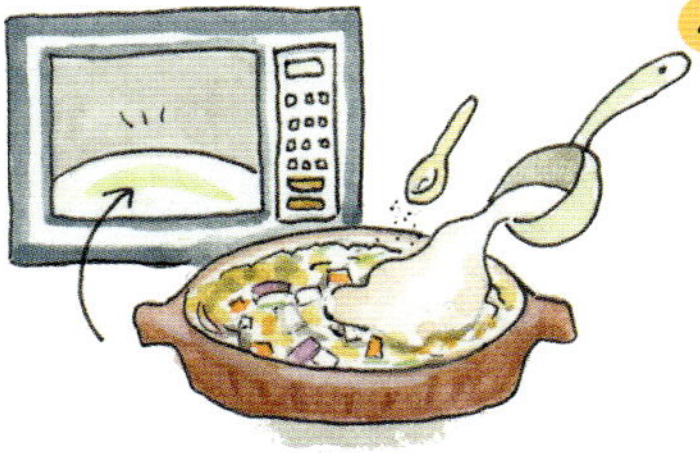

4
皿にホワイトソースをかけ、パン粉、チーズをふってオーブン（オーブントースター）で表面に焦げ目がつくくらいに焼く。

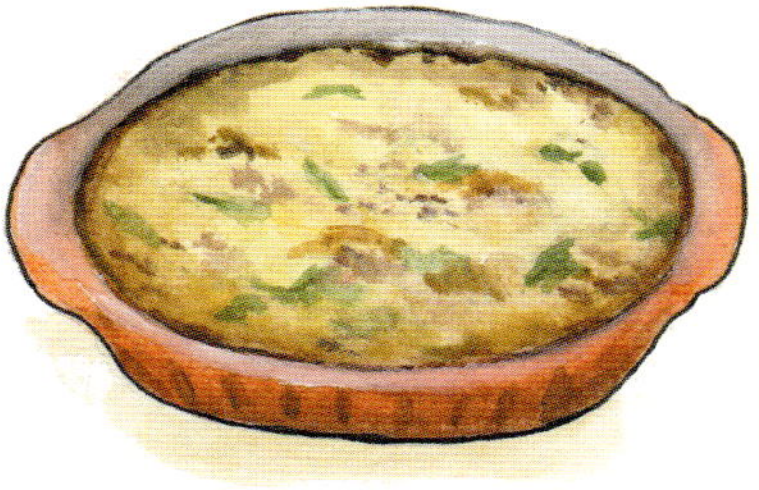

recipe*3

ホウレンソウの
ポパイグラタン

◎材料（4人前）◎

ホウレンソウ…300 g
ジャガイモ…200 g
タマネギ…1個
豚肉薄切り…200 g
塩…少々
ホワイトソース（P8参照）

POINT

緑黄色野菜の王様・
ホウレンソウを
子どもの好きな味で食べやすく！

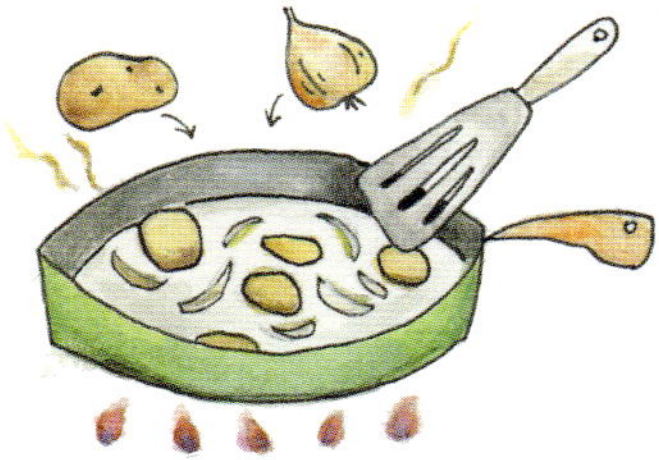

1 ゆでるか、電子レンジ加熱して皮をむき、5 mmの輪切りにしたジャガイモを、薄切りにして炒めたタマネギに加え、さらに炒める。

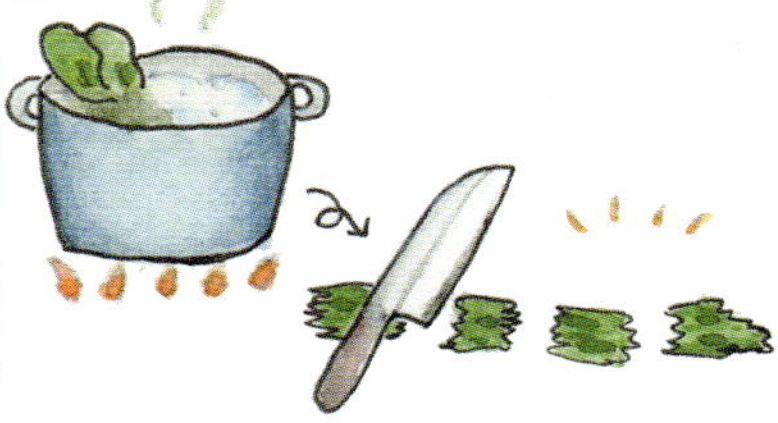

2 ホウレンソウはゆでて、3 cmぐらいに切っておく。

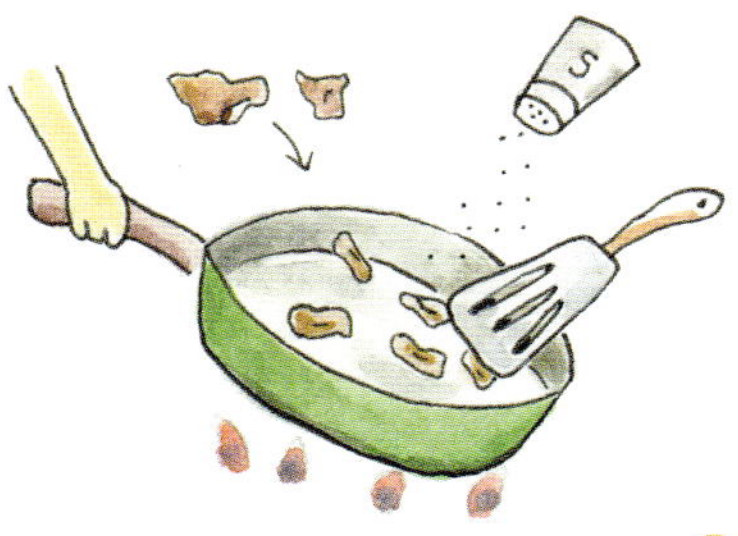

3 豚肉は炒めて、少し塩をふる。

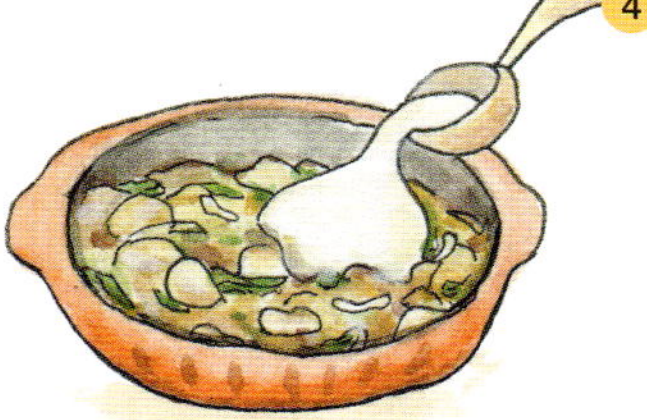

4 グラタン皿にすべてを入れて、ホウレンソウやジャガイモがかたまらないようにし、ホワイトソースをかけてオーブンで230℃、約10分焼いて焦げ目をつける。

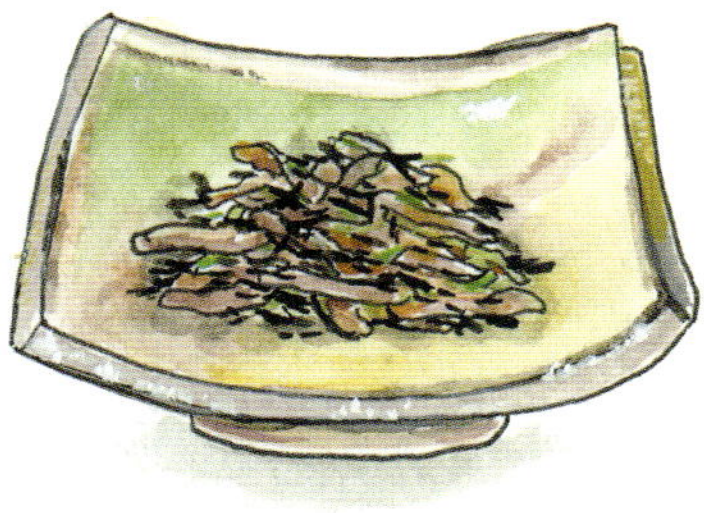

recipe*4

ヒジキ・豚肉・コマツナのスピード炒め

◎材料（４人前）◎

ヒジキのもどしたもの…150 g
豚肉…150 g
コマツナ…１束
ニンニク、ショウガ…各１かけ
サラダ油、ゴマ油、砂糖、
しょうゆ、塩…適量

POINT

ビタミンA、鉄分、カリウム、
食物繊維の豊富な海藻を食べて、
いきいき元気！

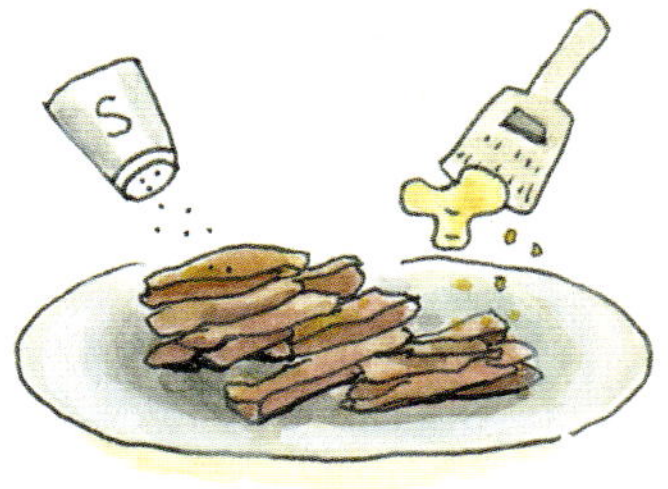

1 豚肉をせん切りにして、すった
ショウガと、塩を少々ふっておく。

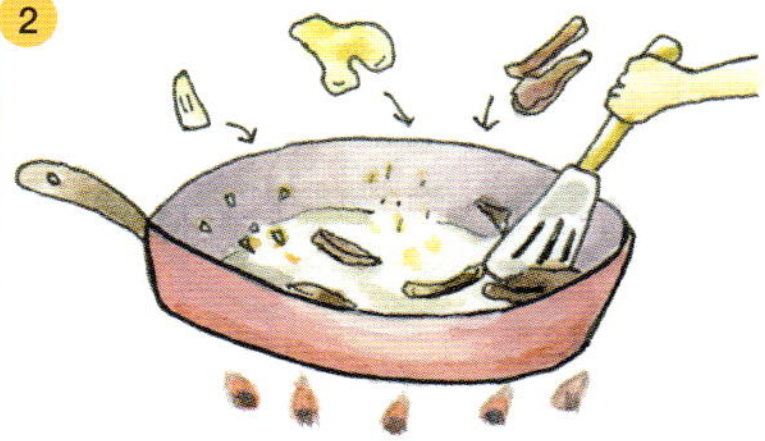

2 鍋にサラダ油を熱し、みじん切りのニンニク、
ショウガを炒め、さらに肉を入れて炒める。
これを皿にとっておく。

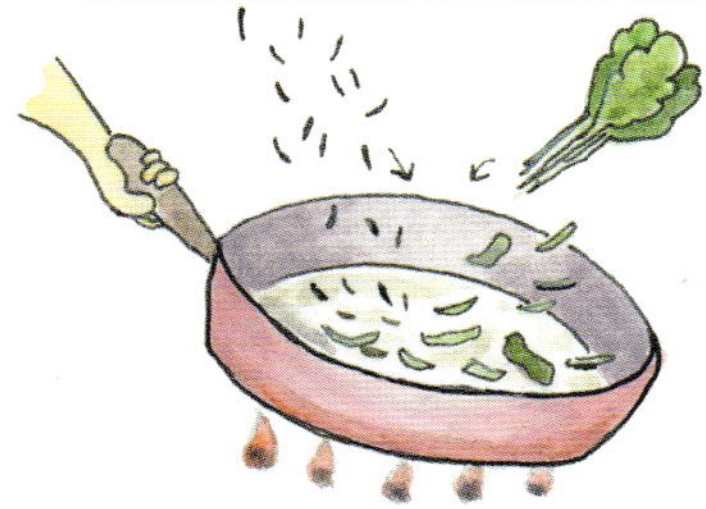

3 ヒジキを洗って、４～５cmに切った
コマツナと炒める。

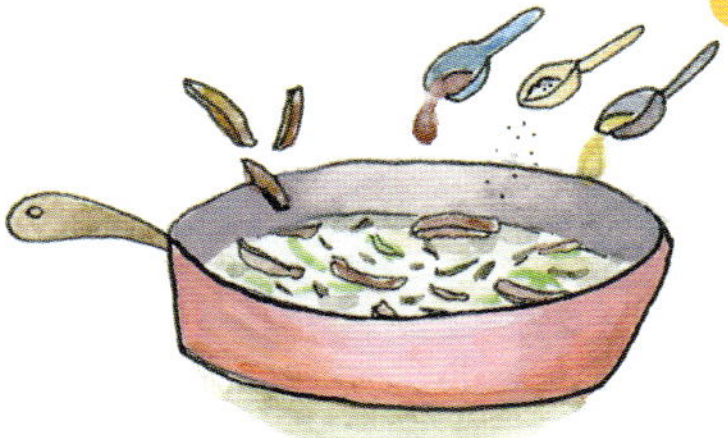

4 火が通ったら、皿の肉を加え、
しょうゆ、砂糖、ゴマ油で味をととのえる。

recipe*5

びっくりオムレツ

◎材料（5人前）◎

卵…5個
ミックスベジタブル…カップ1
ツナ缶（ほぐしたもの）…1個（約150g）
バター…大さじ2
塩、コショウ、ケチャップ…少々

POINT

良質なたんぱく質と一緒に、
魚も野菜も食べよう！

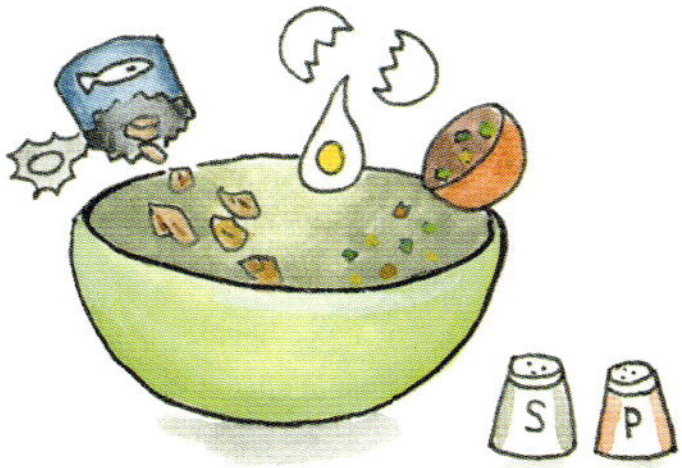

1 卵、ミックスベジタブル、ツナ缶を全部一緒に混ぜ、塩、コショウする。

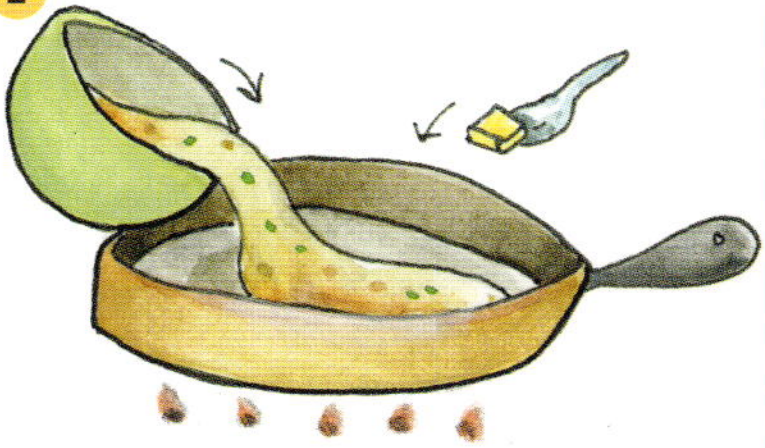

2 バターを溶かしたフライパンで①をゆっくり焼く。

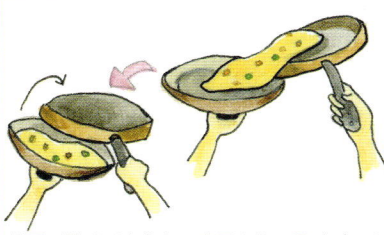

3 片面が焼けてきたら、大皿からフライパンのふたに移して、ひっくり返して、さらにゆっくり焼き上げる。

4 最後にケチャップをかける。

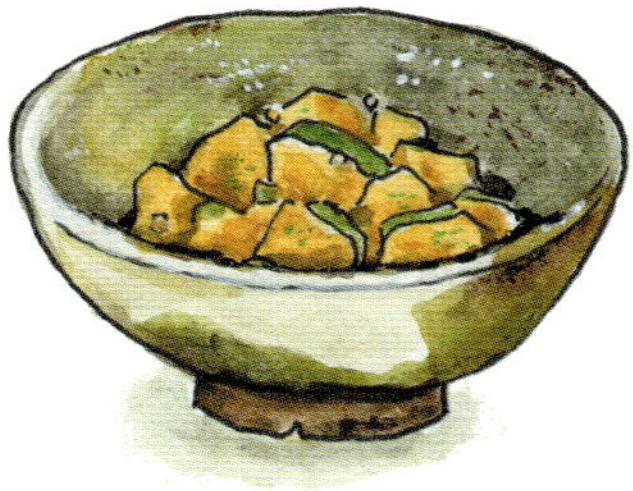

recipe*6

ほくほくカボチャのニンニク炒め

◎材料（4人前）◎

カボチャ…小1個
ニンニク…2かけ
パセリみじん切り…大さじ2
バター…大さじ2
油、塩、コショウ…少々

POINT

カボチャの煮物を
子ども好みにひと工夫。
ビタミン、ミネラル、
ファイトケミカルで風邪予防。

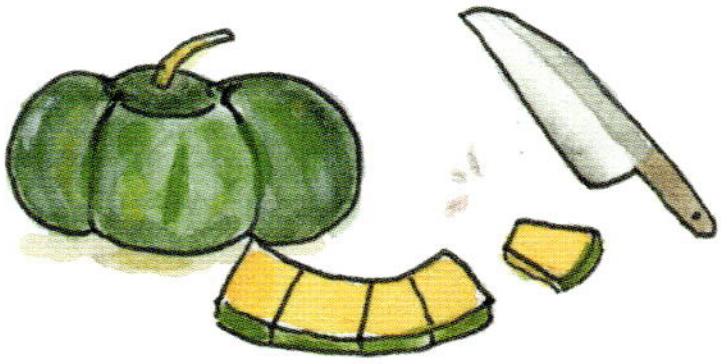

1 カボチャのたねをとり、
1cmくらいのくし型に切る。

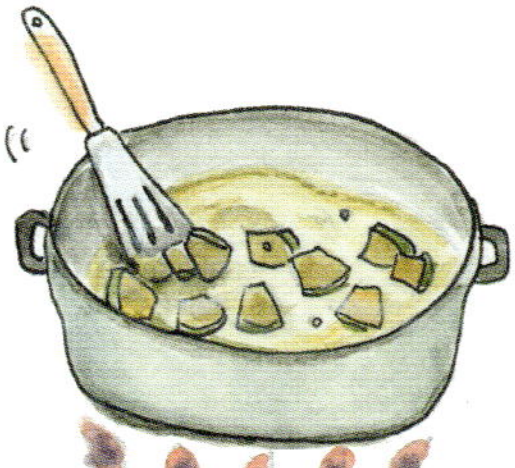

2 鍋に多めに油を入れ、カボチャを裏返して
竹串が通るぐらいに焼く。

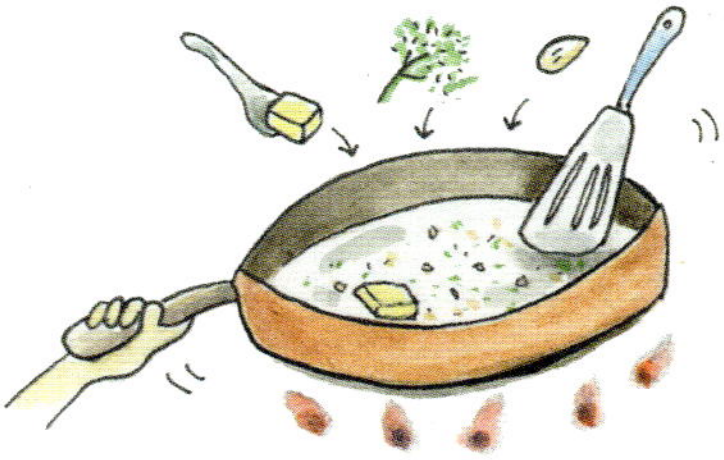

3 別の鍋にバターを溶かし、みじん切り
のニンニクとパセリを炒める。

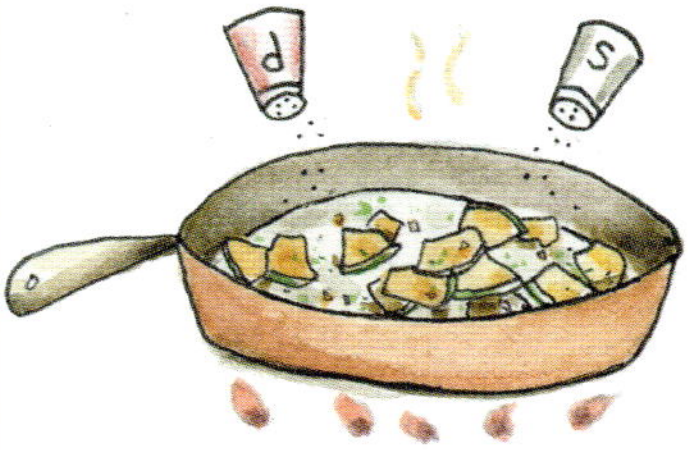

4 ③に②を入れて混ぜ、
塩、コショウで味をととのえる。

recipe*7

インゲンとはるさめのやわらか煮

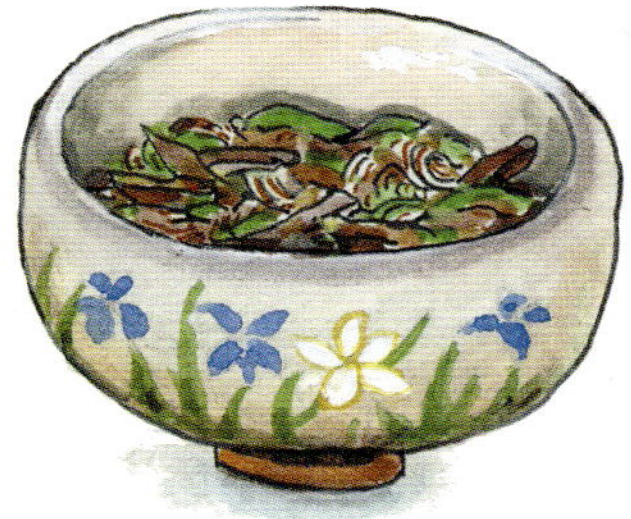

◎材料（3人前）◎

サヤインゲン…200g
牛ばら肉…150g
はるさめ…25g
ネギみじん切り…大さじ1
ショウガみじん切り…大さじ1/2
かたくり粉…大さじ1/2
しょうゆ、酒、油、砂糖…少々
水…カップ1

POINT

緑黄色野菜と牛肉のナイスバランス。
免疫力アップメニュー！

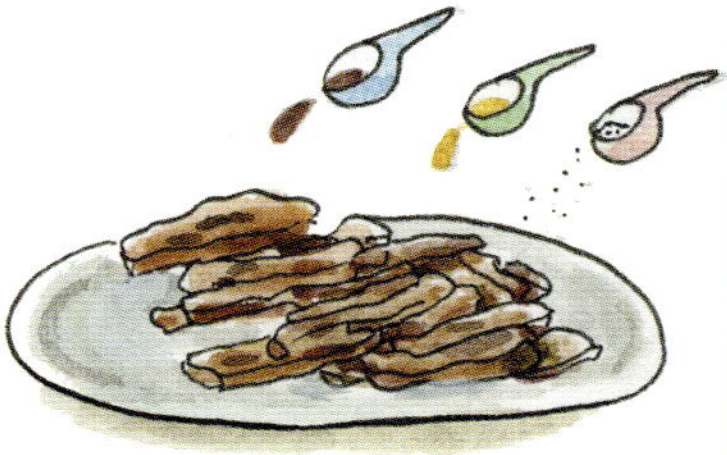

1 牛肉を細切りにして、しょうゆ、酒をふり、かたくり粉をまぶす。

2 サヤインゲンは筋をとって半分に切り、はるさめはもどして食べやすく切る。

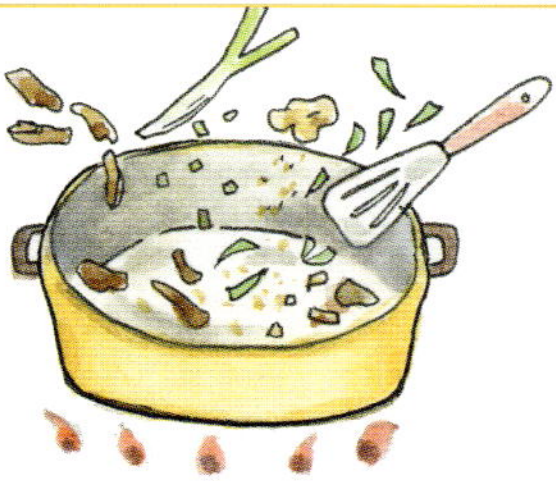

3 鍋に油を入れてネギとショウガを炒め、牛肉を加えてさらに炒める。肉に火が通ったら、インゲンを加えて炒める。

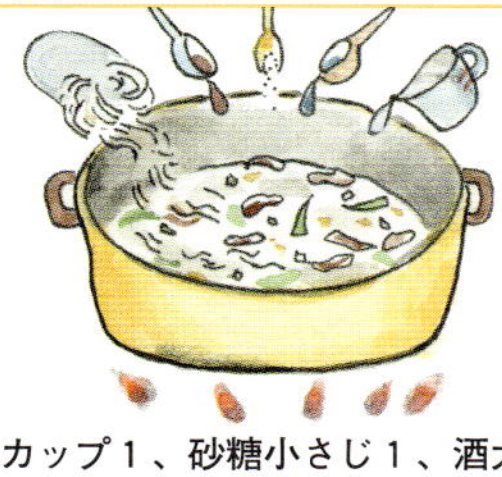

4 ③に水カップ1、砂糖小さじ1、酒大さじ1、しょうゆ大さじ1・1/2を加えて、インゲンがやわらかくなるまで煮る。最後にはるさめを加えて、汁気がなくなるまで煮る。

POINT

リンゴの風味で野菜をしっかり。
ビタミン、ミネラル、食物繊維、ファイトケミカルで免疫力アップ！

recipe*8

ニンジンサラダ

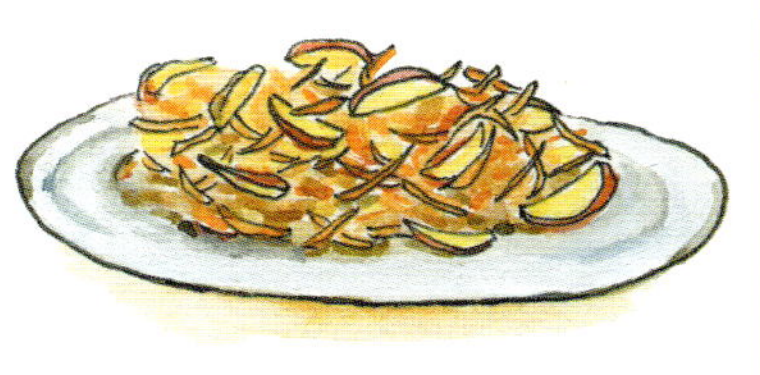

◎材料（４人前）◎

ニンジン…中２本
リンゴ…１/２個
マヨネーズ…大さじ２
酢、砂糖…少々

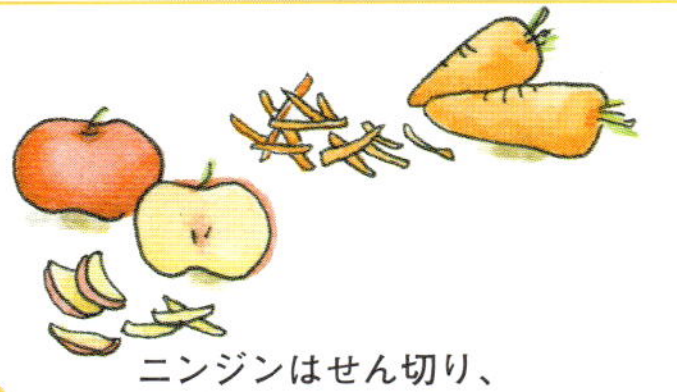

1 ニンジンはせん切り、
リンゴは適当に薄く切る。

2 マヨネーズに酢、
砂糖を加えて、
甘みのある
ドレッシングを作り、
ニンジンとリンゴを
あえる。

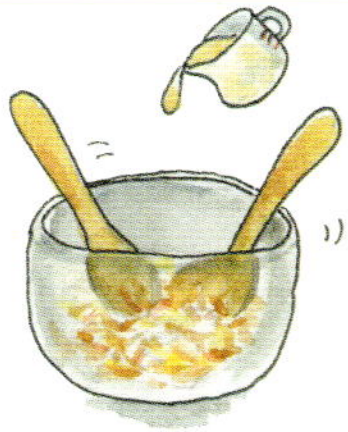

recipe*9

ハクサイサラダ

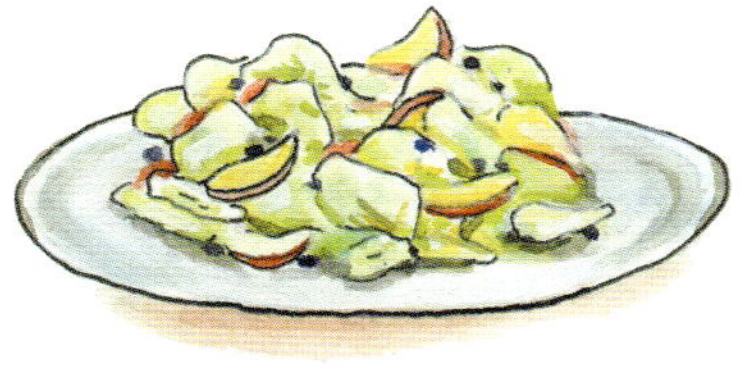

◎材料（４人前）◎

ハクサイ…大きな葉２枚（200ｇ）
リンゴ…１/２個
レーズン…大さじ２
マヨネーズ…大さじ２
酢、砂糖…少々

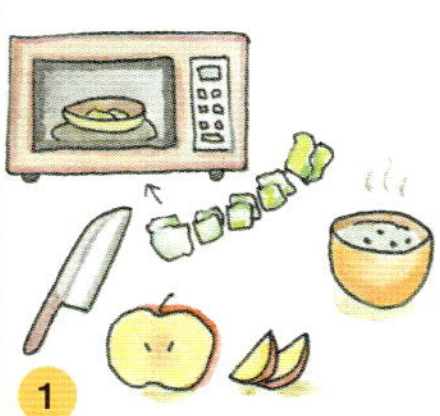

1 ハクサイは洗って
ザク切りにし、
電子レンジで
約２分加熱して
水気をしぼる。
リンゴは薄く切り、
レーズンは
ぬるま湯でもどす。

2 全部をあわせて、
ニンジンサラダと
同様にあえる。

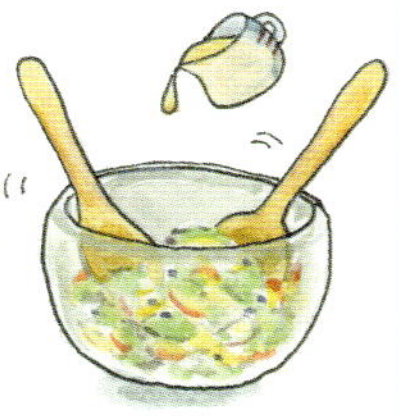

1章

雑食がサルからヒトへの道を開いた

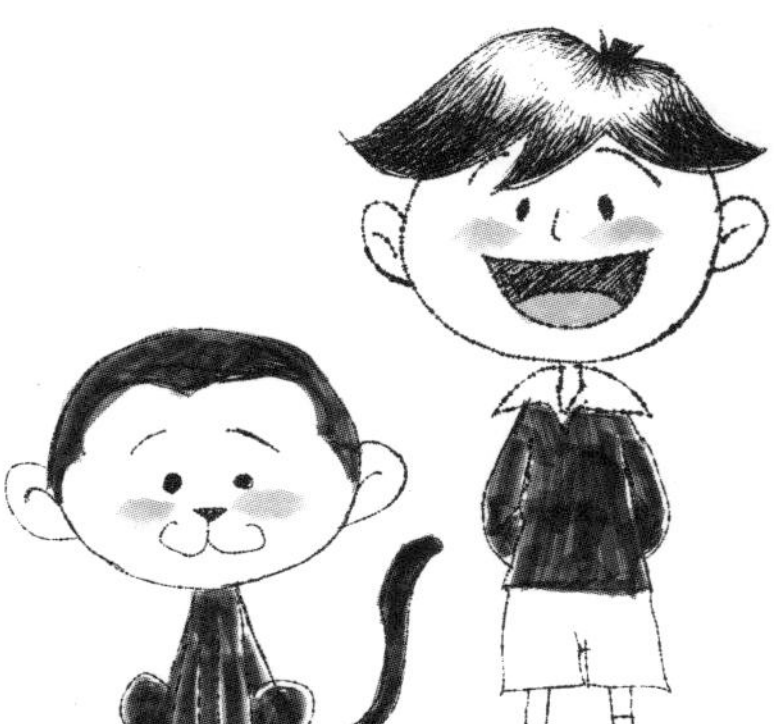

何でも食べたサルと偏食のサル

人間は「万物の霊長」と称していばっていますが、人間も動物の仲間です。生物学的にはサルの仲間です。

遠い昔に、ヒトはそれまで住んでいた木の上から地上におりました。二本の足で立って、手を使ってそこいらにいる自分達の仲間とは違う動物を殺して食べたり、植物をとって食料にしました。ゴリラやチンパンジーなどの霊長類もヒトと同じように行動したのですけれど、食べたものが違っていたのです。彼等の食べものは、多くのものが植物性のもので、その種類も限られたものでした。ところがヒトは、動物性・植物性のものを同じくらいずつ食べたのです。おまけに、「あれはいや、これは嫌い」とより分けて選んで食べたゴリラやチンパンジーとは違って、好き嫌いしないで何でも食べたのです。つまりヒトは雑食性の動物だったのです。雑食によ

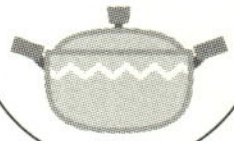

って、いろいろなものからいろいろな栄養素をとることができました。

このいろいろな栄養素が体を養うだけではなく、脳も大きく育てたのです。現在のヒトの脳は、他の動物と比べるととても大きく、構造も複雑になっています。この進化した脳が、他の動物では考えられないすばらしい人間の世界を作り上げたのです。でも、遠い昔、地上におりて立ち上がった頃、専門的にはアウストラロピテクス・ラミダス（ラミダス猿人）の頃までは、他の霊長類と同じように脳は小さかったのです。ラミダスとは「根＝ルーツ」を意味します。人間のルーツであるということです。

雑食が脳を大きく育てた

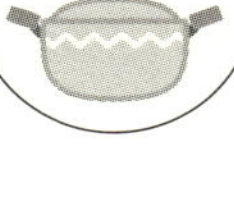

カリフォルニア大学の人類学の教授、K・ミルトン博士は、長い間「食べものと

進化」について研究してきました。博士の研究の中に、マウントホエザルとアカクモザルに関するとても興味深いものがあります。

ホエザルとクモザルは、共通の祖先から分かれた同じくらいの大きさのサルで、どちらも木の上に住んでいます。よく似ているのですが、食べるものが違うのです。ホエザルは若い葉と果実を食べますが、主に食べるのは葉で、果実が減る季節には葉だけを食べます。クモザルは、主に果実を食べます。果実が減る季節にも、森の中を探しまわり、熟れていないヤシの実を食べたり、いろいろな木の実を探して食べています。葉には繊維が多く、エネルギーになるようなものは、あまり含まれていません。ところが、果実や木の実は消化しやすいし、糖やデンプン、脂肪などから多くのエネルギーが得られます。もちろん、その他の栄養素も多いのです。

こうして長い間、違った食べものを食べ続けてきた結果、二種類のサルは、脳の発達に大きな違いが生じました。クモザルは、ホエザルの二倍の重さの脳を持ち、とても頭が良いのです。大きな脳を持ったクモザルは、いろいろなことを学習し、ますます賢くなります。森のどこにどういう果実が実り、木の実はどこを探せば良いかを知るようになります。クモザルは餌を探す方法も合理的で、グループに分かれて手分けして、あちこちを徹底的に探します。こうして、さらに多くの栄養素を体の中に取り込んで、脳細胞を増やし、頭をより良くしたのです。

人間の場合も、クモザルと同じようなプロセスで進化していったと考えられます。ラミダス猿人の頃からいろいろな食べものを食べて、さらに人間に近く進化したホモ・エレクトス（原人）は、サバンナ（熱帯草原）に生きる多くの動植物を食べて、その脳をより大きくしました。

ハーバード大学のE・ウィルソン博士の研究によれば、人間は、今から二五万年前くらいまで、二〇〇万年以上にわたって、一〇万年ごとにスプーン一杯分くらいの脳を増やしたということです。一〇万年ごとのスプーン一杯分の脳は、雑食をしてエネルギーと栄養素の多い食料を食べた結果であり、それが猿を人間に変えていったのです。

たくさんの栄養素をとり入れ、それを脳へ送り込み、手を自由に使い、二本足で動きまわるようになると、脳はどんどん大きく複雑になっていきました。自分より大きな動物も、大勢で力を合わせて仕留めて、食料にすることができるようになりました。食料が十分食べられるようになって、ヒトの脳や体はますます発達しました。そして、ヒトは地球上のあらゆる所に住むようになったのです。寒い北極や南極、暑い砂漠でも、発達した脳で工夫をこらして生活できるようになりました。人間ほど地球上に広く分布して生きているものはないのです。

たとえば、オーストラリアに生息するコアラの主食は、ユーカリの木の葉です。コアラは、ただ本能のままにユーカリの葉だけを食べていればいいのですから、人間のように何を食べたらいいかと考える必要はありません。しかし、ユーカリの葉がなくなれば、コアラは生きることができなくなります。それに、ユーカリの葉に含まれる栄養素は少ないので、脳や体の発達にも限度があるのです。だから、コアラはオーストラリアの広大なユーカリの森の中だけに生息しているのです。もし何かの原因で、このユーカリの森が消滅するようなことがあれば、コアラは生きていけなくなってしまいます。

つまり、人間が人間になっていったのは、約五〇〇〇万年という長い間雑食を続け、動物性、植物性のいろいろな種類の食べものを食べて、いろいろな栄養素を体内にとり入れ、脳や体を発達させていったからなのです。

こうしてでき上がった人間の体は、分かっているだけで約五〇種の栄養素から作られています。この五〇種あまりの栄養素は、頭や体をいきいき動かすために、全部必要なものなのです。ですから、できるだけ多くの種類の食べものを、バランス良く食べることが、脳を育て、体を育て、いきいき動く頭と体を保つ基本になるものなのです。

食べものがサルをヒトへと進化させた

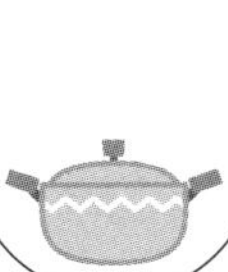

「一日三〇種類の食品を食べましょう！」という言葉、どこかで聞かれたことがあるでしょう。これには、今まで述べたような種類多く食べるという意味があるのです。そのように種類多く、バランス良く食べないと、せっかくここまで進化してきた脳や体がうまく働いてくれません。ところが現代人はまるでそのことを忘れてしまったようなのです。食べなければならないものと食べたいものが違う場合がほと

んどです。

ポテトチップスに添加物の多いジュースやコーラなどというものは、人間が効率良くエネルギーや栄養素を得る食べものではありません。こういうものばかり食べていると、脳も体も、周りの環境にうまく適応できなくなり、不健康から病気へと移っていきます。生活習慣病の多発や低年齢化が進むのも当然だと思います。

食べなければならないものを食べず、食べたいものを食べ、食事をファッション（流行）とするような思い違いが、脳と体がいきいき動かない、不健康な人間を作っているのです。生活習慣病、肥満、アトピー性皮膚炎、低体温、低血糖、便秘、いらいら、落ち着きがない、などなど、何をどのように食べているのかが大きく関わっています。

人間には、人間らしく生きるための食べもの、食べ方があります。それを家庭の食事の中に復活させるべきだと思います。食べものには、猿を人間に変えるほどの力があります。人間の一生、約一〇〇年をいきいきと生かす力があるのは、当然のことなのです。そして、食べものの力をよく知ったうえで、ちょっと努力すれば、誰でもこの大きな力を手に入れることができるのです。

2章

ビタミン・ミネラル不足の食生活が子どもの心と体をおかしくする

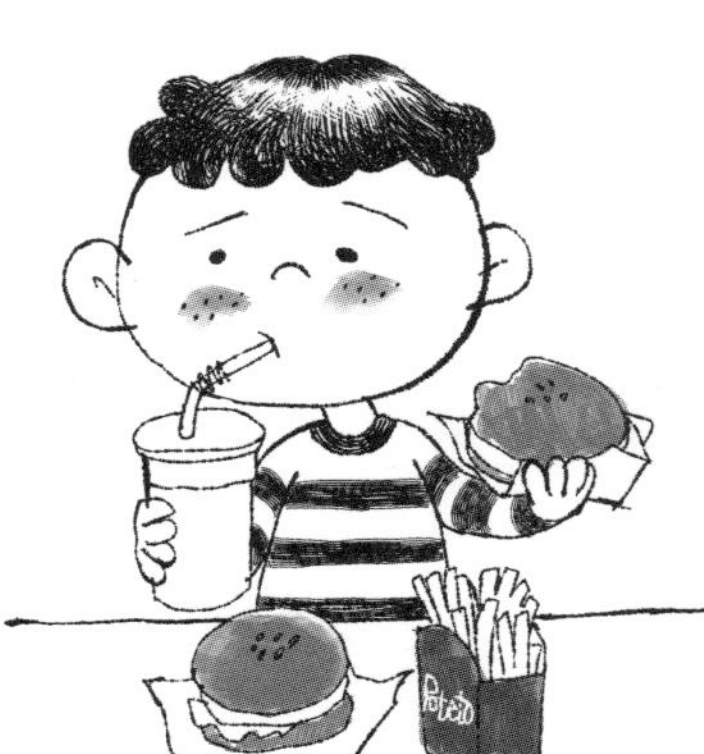

子どもの成長に必要な栄養素

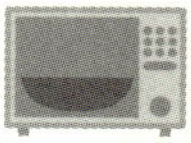

人間の子どもは、誕生から一歳になるまでの一年間、大変な速さで成長します。体重は約三倍、身長は約一・六倍、体内の臓器（脳や心臓、肺臓、肝臓など）は二倍以上になります。こんなに急激に成長する時期は、長い人生のうちでもこの時期だけです。

この成長を支えているのが母乳です。だから、授乳中のお母さんは、「食べても食べてもお腹がすく」ということになります。お母さんの食べたものが母乳になるわけですから、この時期のお母さんは、やはり栄養バランスのとれた食事を心がけてください。と言っても、あまりむずかしく考える必要はありません。「いろいろな種類のものを少しずつ」でいいのです。母乳の中に色々な栄養素がバランス良く含まれて、初めて子どもは元気に育っていきます。

アレルギー体質の赤ちゃんに、卵、牛乳、大豆など、アレルギーを起こしやすい食物を多く食べた母乳を与えると、アレルギーを起こしやすくなりますので気をつけましょう。

添加物や農薬についても、できるだけ気をつけて、少ないものを選んでください。また、アルコールやタバコのニコチンも母乳に出ますので、控えたほうがいいでしょう。母乳の時期をすぎて離乳期に入ると、母乳だけでは、もう成長に必要なだけの栄養素がとれなくなります。この頃から、子どもは自分で食べて成長するようになります。

そこで、何をどのように食べれば良いのかということですが、これは子どもの年齢、あるいは体の大きさなどによって、量が違ってきます。子どもを健康に育てるために必要な栄養素の基本的な知識を、順を追って説明しましょう。

糖質

デンプンや砂糖、ブドウ糖などのことで、炭水化物とも言います。体の中で分解されてブドウ糖になり、エネルギーとして使われます。とりすぎたものは、脂肪として皮下や臓器に蓄積して、肥満や心臓病などの原因になります。

子ども達が好んで食べるスナック菓子、菓子パン、カップめんなどには糖質と脂質以外の栄養素がほとんどないものが多く、これらのものを食事代わりに食べていると、確実に糖質のとりすぎと他の栄養素の不足を招きます。でも、糖質は、人間がエネルギーを得るには最適のもので、最も生産量が多く、食べやすく便利なものです。糖質は米、麦、イモ類などに多く含まれ、カロリーはたんぱく質と同じで、一グラムあたり四キロカロリーで、脂質の約半分です。

ところが、この糖質にはいまだに誤解があるようです。「太る」という誤解です。それも、特に「ごはん、イモ類」にそのイメージが強いようで、ダイエットの大敵のように考えている人が多いのに驚いています。

ごはんのカロリーは一ぜんで、約一二〇キロカロリーです。これは、大きめの「甘いミカン」二個食べるのと同じカロリーなのです。ダイエットに熱心な女子学生達にそう説明すると、「エーッ！　うっそー！」と大変驚きます。彼女達は、「ごはんとイモ＝太る、果物＝太らない」と考えているのですが、そうではありません。

果物には、果糖（フルーツシュガー）と言われる甘い糖が多く含まれていて、これが果物のカロリーを増やしているのです。

ごはんは消化が良く、六・八％の良質のたんぱく質が含まれています。イモ、特にサツマイモにはビタミンも多く、食物繊維もあり、便秘を防ぎ、健康にはとてもいい食物です。どちらも空腹感をしっかり満たしてくれますから、果物を食べて空腹感をがまんしてダイエットするより、よほど楽に、効果的なダイエットができます。健康的にダイエットする方法については、3章でお話しすることにします。

砂糖も糖質ですが、これには多くの問題点があります。ごはんやイモのように、水分、食物繊維やいろいろな栄養素が混ざり合った、量は多いのにカロリーはあまりないというものではないのです。たった一グラムの砂糖、小指の先ほどが四キロカロリーです。ですから、ついとりすぎるのです。そして、純粋に糖分のみで、他の栄養素が全く含まれていません。カロリーだけのエンプティー（空の）食品と言われるわけです。

「ハチミツはいいのでしょう？」と言われますが、これも内容的には同じ糖です。ただ、糖が砂糖ではなくブドウ糖と果糖です。体はブドウ糖をエネルギー源にしています。砂糖だと一旦ブドウ糖と果糖に分解して、そのブドウ糖をエネルギーにしなければならないのですが、ハチミツのブドウ糖は、そのままずぐエネルギーとして使えるのでいいでしょうというぐらいのことです。

砂糖もブドウ糖も、上手に適量をとるのなら、問題はありません。その量ですが、一日の目安として、子どもなら三〇～四〇グラムです。大さじ三～四杯です。「そんなに食べてないわよ！」と思われるかも知れませんが、ショートケーキ一個に含まれている砂糖が約三〇グラムですから、一個食べれば、もうそれだけで適量ということになります。ジュース、お菓子類、調理に使った分と、一日に使った量をあげていくと、ずいぶんと多くなるはずです。とても適量の中に収まっていないと思います。

脂質

脂質とは、動物や植物に含まれる脂肪（二〇度くらいで固体のもの。ラード、ヘット、バターなど）、油（二〇度くらいで液体のもの。ほとんどが大豆油やナタネ油などの植物油）のことです。

戦後しばらくの間は脂肪の摂取量は少なかったのですが、高度経済成長期以後、肉類やその加工食品を食べることが多くなって、脂肪の摂取量も増えてきました。

特に、肉の加工品、ハンバーグ、ソーセージ、ミートボールなど、子どもの好きなものに脂肪が多く含まれています。なめらかな口あたりにしたり、全体の量を増やすために使われているのです。また、インスタント食品や市販のお惣菜の中には、牛や豚の脂肪を使っているものも多く、脂肪と知らずに食べて摂取量を増やしていることもあります。

前に、広島県の小学校五年生三〇〇人近くの血液を調べたら、脂肪を多く含む肉加工品をたくさん食べる子どもほど、血中のコレステロールが多くなっていました。こうした状態は、動脈硬化、心臓病、高血圧などの原因になります。

日本とアメリカで、各世代の血清総コレステロール値を比べてみると、三〇歳以上の男女はアメリカ人の方が日本人より高いのですが、一〇歳から二〇歳代では、アメリカ人より日本人の方が上回っていることが多いのです。

だからと言って、「それは大変！　脂肪は食べない方がいいのね！」などと早合点しないでください。脂肪も油も、人間に必要な栄養素なのです。脂肪や油は、脂肪酸とグリセリンからできていますが、その脂肪酸に人間の健康に欠かせないものがあるのです。ですから、量とバランスが大切なのです。脂肪と油の比率は子どもの場合、二対三くらいで、量は年齢、体の大きさなどで差がありますが、小学生以上なら、三〇～五〇グラムくらいと考えてください。

最近、テレビや雑誌などで体脂肪のことが話題になっていますが、人間の体脂肪は食物中の脂質から作られるものは少なく、その多くは糖質、つまりデンプンや糖から作られます。私達が一日に食べる脂質量では、それがよほど大量でもないかぎり、体脂肪になって蓄積されることはありません。その前にエネルギーになったり、体内の構成要素として使われてしまいます。

脂肪は、リパーゼという消化酵素によって、脂肪酸とグリセロールに分解されます。脂肪の九〇パーセント以上は脂肪酸ですが、そのうち必須脂肪酸と呼ばれるリノール酸、α―リノレン酸、アラキドン酸（ビタミンF）は、体内で合成することができませんので、食品からとらなければならないものです。

リノール酸は、細胞膜や核膜などの生体膜の構成成分です。ですから、リノール酸が不足すると細胞の分裂がうまく行われなくなり、体の成長が止まったり、脱毛、皮膚炎などを起こします。

また、動物性脂肪がコレステロールを増やすのに対して、植物に含まれるリノール酸には、コレステロール値を低下させ、動脈硬化を予防する働きがあります。そのため、リノール酸が含まれる植物油を多くとることがすすめられてきました。特にリノール酸の多い紅花油が良いとされ、自然食品店でも高い値段がつけられていました。

ところが、近年になって、リノール酸のとりすぎは、善玉コレステロールを減らしてしまい、さらに長期間にわたってリノール酸をとりすぎると、がんや心筋梗塞、感染症などの危険性を高めることが分かってきました。

また、リノール酸は体内でアラキドン酸に変化しますが、このアラキドン酸の過剰による害も明らかになっています。

α―リノレン酸は、体内でＥＰＡ（エイコサペンタエン酸）、ＤＨＡ（ドコサヘキサエン酸）に変化します。ＥＰＡやＤＨＡは、血流を良くし、高血圧、動脈硬化、アレルギー性疾患、がんを抑制する働きがあり、さらに、老人性痴呆症の予防にも効果があります。ただし、ＥＰＡやＤＨＡは酸化されやすい構造のものが多いので、

「低温貯蔵」して、「早く食べる」ようにしましょう。

欧米人よりも高脂肪食であるイヌイットの人達に心筋梗塞や脳梗塞が少ないのは、彼らがEPAが豊富に含まれている魚介類をたくさん食べているからだと言われています。

また、DHAには、脳の神経細胞を活性化させる働きがあり、記憶・学習能力の向上、頭をいきいき働かせる作用があるとされています。

DHAは、攻撃性を抑え、落ち着きをもたらすという研究もあります。大学生を二つのグループに分け、一方にはDHA、もう一方には大豆油を飲ませたうえでメンタルテストをし、攻撃性がどう変化するかを調べるという実験をした例があります。試験前で学生達にストレスがたまっている時に行った実験では、DHAのグループには変化がなかったのに、大豆油のグループは攻撃性が増大していました。

厚生労働省は、必須脂肪酸の摂取割合について、リノール酸系のn―6系列とα―リノレン酸系のn―3系列を四対一程度にするのが良いとしています。

つまり、植物油もバランス良く、いろいろな種類のものを使うといいのです。リノール酸の油を使ったら、次はオイレン酸のオリーブ油を使うとか、ゴマ油やシソ油（エゴマから作ったものでα―リノレン酸が主成分）を使うのです。

ですから、あまり量の多いものを買わずに五〇〇グラムくらいのものにして、紅花油が終わったら次はオリーブ油やシソ油を使うというようにしましょう。

植物油だけに限らず、日本人は「これが健康にいい」となると、そればかりにかたよってしまい、栄養バランスを崩して、かえって良くない結果を招く傾向がありります。くり返しになりますが、食べものは、いろいろな種類のものをバランス良くとることが大切なのです。

人類は進化の過程で、肉でも野菜でも魚でも何でも食べる雑食性になっていきました。これさえ食べていればいいというものはないのです。しかし、だからこそ今日まで生き続け、繁栄することができました。

コアラのように、ある種類の食物だけに頼っていては、その食物がなくなったら生存していくことができません。ですから、人間の体はいろいろなものを食べることによって生きていくことができるようになっているわけです。

脂質の中でも、家庭でよく使うものにバターとマーガリンがあります。調べてみると、子どものある家庭でも、八割までが植物油（コーン油など）から作られたマーガリンを使っていました。「バターは、コレステロールが多くて、健康に良くないイメージがある」ということのようです。確かにコレステロールは少なくありません。ところが、パンやクッキーに使うバターの量は、ふつうに使う場合、わずかな量なのです。

バターは、純粋な乳脂肪から作られます。ビタミンＡ・Ｄが豊富ですし、脂肪も、とても消化の良い脂肪酸からできています。そして、この脂肪酸は人間の栄養素としても必要なものなのです。私は四年間ドイツに住んでいたのですが、ドイツでは子どもが下痢をした時には「今日はパンとバターだけだよ」となります。でもこれは、バターならではのことで、代わりにマーガリンというわけにはいきません。

植物油マーガリンは、もともと液体の油を化学変化させて固体に変えたもので、コレステロールこそ少ないのですが、あまり消化も良くなく、栄養素の点から考えても、バターの方がいいのです。学校給食でも、マーガリンからバターに替える努力をした小学校がありました。お宅でも、子どもにはマーガリンではなく、バターを与えていただけたらと思います。お料理などでたくさん使われる時は、バターと植物油（植物油のマーガリンではなく）を半々くらいで使われるといいでしょう。

ただし、子どものアトピーの原因が牛乳という場合は、残念ですがバターは使えませんので、この時はマーガリンにしましょう。

たんぱく質

大人と子どもがとる栄養素の量で、体重一キログラムあたりの量で最も差があるのは、たんぱく質です。これは、小さい時ほど多く必要なのです。その量は次のようになります。

〈年齢〉	〈一日に必要な体重一キログラムあたりの量（グラム）〉
一歳まで	三・〇
三歳から九歳	二・〇
一一歳から一八歳	一・五
その後	一・〇

これはだいたいの目安ですが、小さい時ほど、つまり成長している時期ほど、たんぱく質が必要なのです。たんぱく質は、細胞を作るのに最も必要なものだからです。血液、筋肉、爪、髪の毛、酵素、ホルモン、抗体など、すべてたんぱく質が原料です。成長期には、体内臓器を作るための原料であるたんぱく質を十分に補給する必要があるのです。

たんぱく質は、肉類、魚介類、大豆、卵、牛乳に多く含まれています。それぞれに含まれるたんぱく質は、少しずつ内容が違います。体内では、このたんぱく質を分解して、いろいろな種類の小さいアミノ酸にして、それを原料に臓器などを作っていきます。だから、同じものばかり食べていると、同じ種類のアミノ酸が多くなり、体内の臓器がうまく作れないということになります。

また、アレルギーを起こしやすい人が同じたんぱく質ばかり食べると、アレルギーを起こすということにもなります。

焼き肉を食べたらスタミナがつく、生卵で精力をつける、ウナギがいい……などと言いますが、それだけを食べればいいというものではありません。いろいろな種類のものをとりまぜて、適量を食べることが大切なのです。

	福山市内A小学校3年生			
	男子31名		女子42名	
	人数	%	人数	%
肉	1	3.2	3	7.1
魚	30	96.8	38	90.5
大豆	31	100.0	42	100.0
卵	8	25.8	11	26.2
牛乳	4	12.9	5	11.9

そこで、肉だけでなく、魚も、大豆も、卵も、あれこれ食べる、つまりバランス良く食べる必要があるのです。

ところが、子ども達に「給食のおかずで嫌いなものは？」と聞いてみると、上のような回答がありました。

また、平成一〇年一〇月、福岡市教育委員会が実施した、市内の公立小学校一四四校すべてに対する「給食の残菜調査」で、残菜が最も多いのは「魚と煮物」、少ないのは「脂肪分の多い洋食＝ポークシチューなど」という結果が発表されました。

これを見ますと、子ども達はたんぱく質を肉から摂取することが一番多いこと、になります。その肉も、ハンバーグ、ソーセージ、ミートボールなどが好きなのです。これらには、動物性脂肪やコレステロールが多く含まれているので、カロリーのとりすぎによる肥満や、高コレステロール血症などになる可能性があります。

一方、九〇パーセント以上の子ども達が嫌いなものにあげた魚は、体に必要な脂肪酸、頭を良くすると言われるＤＨＡ、ビタミンＤも多く含まれていて、たんぱく質を摂取するものとして、ぜひ食べてほしいのです。魚料理の中でも子ども達が嫌いなのは、煮魚です。みそ煮にしてみたら魚の臭味が消えて、魚嫌いの子どもでも食べることができました。焼き魚は、塩焼きよりも、みりんを使った照り焼きの方が食べやすかったようです。フライは、うんと食べやすいようでした。

そこで、何とかフライにしたり、臭味を消す工夫をして、とにかく魚を子どもが口に運ぶところから始めていただきたいと思います。そのうち、魚のおいしさが分かってくるものです。

ビタミン

ビタミンは、たんぱく質や脂質、糖質のようにエネルギー源にはなりませんが、体や頭をいきいきと働かせるためには、なくてはならないものなのです。

簡単に言えば、ビタミンとは、体の中で起きる様々な化学変化をスムーズに進行させるために必要な物質です。人間の体を自動車にたとえてみると分かりやすいでしょう。エンジンを動かすためのガソリンに当たるのがたんぱく質や脂質、糖質です。自動車は、エンジンの回転をタイヤに伝え、タイヤを回転させることで走ります。しかし、エンジンの回転を伝えるミッションやタイヤの軸受けなどは、放っておくと摩擦熱で壊れてしまいます。

そこで摩擦熱を抑え、動きをスムーズにさせるモーターオイル（潤滑油）が必要になります。人間の体も同じで、細胞の中の化学反応をスムーズに進めるための潤滑油が必要です。

その潤滑油の働きをするのがビタミンなのです。

ビタミンは、体内では合成されません。そこで、必要な量を必ず栄養素として食べなければならないのです。頭の働き、つまり、心の健康に主として関係するビタミンはA、B群、Cですが、特にB群の中のB_1、B_2、B_{12}が重要です。

現在、人間に必要なビタミンとして知られているものは、全部で一三種類あります。ビタミンは、水に溶けるものと溶けないものの二つのタイプに分けられますが、その二つのタイプの種類と作用、含まれている食品は次ページの表を参照してください。

表には出ていませんが、水溶性ビタミンとして、B群のニコチン酸、パントテン酸、ビオチン、葉酸があります。これらは、ビタミンB群含有の食品を食べていれば、ほとんどとれるようになっています。

特に、子どもの場合は注意が必要で、ビタミンが不足すると成長が遅れることもあります。また、ビタミンA・C・Eは、リンパ球やマクロファージを活性化させて免疫力、つまり病気を防ぐ力を強めてくれます。

水溶性のビタミンは、必要以上にとりすぎても排泄されてしまいますが、水に溶けない脂溶性ビタミンは体内に蓄積されて過剰症の原因となりますので、必要以上にとらないことです。たとえば、ビタミンDを大量摂取すると、嘔吐、食欲減退、体重減少、腎臓障害などを起こします。

脂溶性ビタミン

〈ビタミン名〉	〈働き〉	〈含有食品〉
ビタミンＡ	・夜盲症（とり目）を防ぐ ・皮膚、粘膜を健康に保つ	肝油、バター、緑黄色野菜、ニンジン、牛乳、チーズ、卵
ビタミンＤ	・クル病、骨軟化症を防ぐ	レバー、イワシ、肝油、しらす干し
ビタミンＥ	・ビタミンＡやカロチンの酸化を防ぐ（欠乏すると、細胞膜が破壊されやすくなり、赤血球の場合は溶血しやすくなる。強力な抗酸化作用があり、抗がん作用があると言われる）	胚芽油、綿実油、緑黄色野菜、穀物、大豆
ビタミンＫ	・出血を抑える	緑黄色野菜、納豆

水溶性ビタミン

〈ビタミン名〉	〈働き〉	〈含有食品〉
ビタミンB_1	・脚気、便秘、神経炎を防ぐ	豚肉、レバー、胚芽、豆、牛乳、緑黄色野菜
ビタミンB_2	・口内炎、角膜炎を防ぐ	肉、レバー、緑黄色野菜、卵黄、粉乳
ビタミンB_6	・成長促進、貧血防止	肉、レバー、牛乳、卵、豆類
ビタミンB_{12}	・悪性貧血防止	肉、レバー、魚
ビタミンC	・壊血病防止、皮下出血防止、骨形成を促進	果物、野菜に多く含まれる

現在の日本人の食生活では、過剰症の心配はほとんどないと言っていいでしょう。それよりも、ビタミン不足による問題の方が心配です。

「第六次改定　日本人の栄養所要量」では、新しく「許容上限所要量」が設けられています。そこまではとっても大丈夫だという目安ですが、ビタミンやミネラルの所要量と許容上限所要量とには驚くほど大きな差があります。

大人の男性のビタミンAの所要量は六〇〇マイクログラムRE（※レチノール当量）【二〇〇〇IU】なのに、上限は一五〇〇マイクログラムRE【五〇〇〇IU】。ビタミンDは二・五マイクログラム【一〇〇IU】に対して五〇マイクログラム【二〇〇〇IU】、ビタミンEは一〇ミリグラムに対して六〇〇ミリグラムとなっています。水溶性ビタミンであるB1・B2・B12・Cなどは、上限がありません。必要以上とっても、水に溶けて排泄されるから大丈夫ということなのでしょう。

ビタミンCは、現代のストレスの多い生活では大量に消費されてしまいます。タバコを吸う人ならなおさらよけいに必要ですし、風邪をひいた時にも必要です。また、最近、体の中で発生する活性酸素の作用が解明されてきて、ガンや糖尿病を引き起こすことが明らかになっています。その活性酸素の害を抑える働きが、ビタミンCやEにあるのです。そうなると、ビタミンCは一日五〇ミリグラムでは足りないということになり、上限が取り払われたのでしょう。

これまで私は、あれこれバランス良く食べていれば、ビタミンやミネラルが不足することはないと言ってきました。緑黄色野菜や魚介類、海藻類などを積極的にとるように心がけていれば、必要なビタミンやミネラルはとれるはずなのです。

しかし、日本人、特に子どもや若い世代は緑黄色野菜や魚介類や海藻類をあまり食べなくなりました。さらに問題なのは、あとで詳しく説明しますが、野菜に含まれるビタミンが年々減少していることです。それらを考えると、ふつうに食事をしていれば大丈夫とは必ずしも言えないのです。ですから、体調が悪い時には、ビタミン不足ではないかということも考えてみる必要があります。そして、ビタミン不足と分かれば、ビタミン剤で補うことも考えなければならないでしょう。その場合には、医師や栄養士などの専門家に相談してください。

私も、ちょっと疲れてきたり、風邪をひきそうな時は、ビタミンCを錠剤で多めにとるようにしています。同時にAとEもとっておきます。そうすると、だいたい翌日にはおさまっていて、ここ数年、風邪薬を使ったことがありません。

ここで注意してほしいことは、「まず、きちんと食べる努力をする。そして、どうしても足りない時にビタミン剤を考える」ということです。

ビタミン剤をとっているからといって、一日三度の食事をおろそかにしてはいけません。食べものには、ビタミンだけでなく体に不可欠なたくさんの栄養素が含まれています。ビタミン剤に頼って食事をおろそかにすると、ビタミン以外の、体に必要な多くの栄養素が不足するということになるからです。

ミネラル（無機質）

ミネラルは、たんぱく質、脂質、糖質のようにエネルギー源になるものではありませんが、ビタミンと同じく、体の働きをスムーズにさせるのにどうしても必要なものです。ミネラルの中では、鉄やカルシウムがよく知られているでしょう。鉄が不足すると貧血を起こしますし、カルシウムが不足すると骨折しやすくなります。特に、女性の場合は、骨粗鬆症という、骨に「す」が入ったようなスカスカした状態になってしまいます。

一日に必要なミネラルは、約四〇種もあります。量が多めにいるものを多量元素と言います。炭素、水素、酸素、窒素、硫黄、ナトリウム、カリウム、カルシウム、塩素、リン、マグネシウムがそれです。少なくていいものを微量元素と言います。亜鉛、鉄、銅、マンガン、ニッケル、コバルト、モリブデン、セレニウム、ケイ素、ヨウ素、フッ素、クロム、スズ、バナジウム、ヒ素、鉛などです。このうち、ヨウ素、マンガン、銅、亜鉛、セレン、クロム、モリブデンは体に必須であることから必須ミネラルと呼ばれています。多量元素は主に体のいろいろな組織を作るのに必要なものですが、微量元素は体と脳をいきいき働かせるのに必要なものです。それらの種類と作用、含まれている食品は次のようなものです。

〈ミネラル名〉	〈働き〉	〈含有食品〉
①カルシウム	・骨、歯を作る ・血液をアルカリ性にする ・いらいらを抑える	コマツナ、ダイコン葉、牛乳、小魚、チーズ
②リン	・骨、歯を作る ・ビタミンB_1・B_2とともに補酵素になる	魚、ぬか、胚芽、粉乳、肉、卵黄
③鉄	・血液を作る	レバー、コマツナ、ホウレンソウ、ヒジキ、ノリ、大豆、卵
④ナトリウム	・筋肉、神経の興奮を弱める ・体のアルカリ性を保つ	塩分を多く含む食品、みそ、しょうゆ、塩辛、ハム

⑤カリウム	・心臓機能、筋肉機能の調節	野菜、果物(特にスイカに多い)
⑥ヨウ素	・成長期にある者の発育促進 ・基礎代謝促進	海藻類すべてに含まれる
⑦マグネシウム	・神経の興奮を弱める	魚、ホウレンソウ
⑧マンガン	・骨の成長を強める ・骨、肝臓の酵素作用を強める	肉類、豆類
⑨銅	・腸からの鉄の吸収を助ける	レバー、ココア
⑩塩素	・胃酸の成分になる	食塩のあるものにともに含まれる
⑪亜鉛	・皮膚、骨格の発育に役立つ	魚、肉、牛乳、豆、ぬか、木の実

こんなにたくさんのものをとるにはどうすればいいのかということですが、ミネラル類は、一般に緑黄色野菜、海藻、魚介類などに多く含まれます。ですから、これらの食品をできるだけまんべんなく食べることです。

でも、問題は子ども達がこれらの食品を好まないということです。だから、ミネラルが不足するのです。骨折、貧血、味覚障害などは、カルシウム、鉄、亜鉛の不足が関わるものです。

お母さん方は、「うちの子は、野菜や魚を食べません」と言いますが、食べさせ方に工夫をしてみてください。

たとえば、チャーハンにはニンジン、青ネギ、パセリ、ピーマンなどを入れるようにすればいいですし、ハンバーグにもいろいろな野菜を小さく切って入れましょう。ギョウザには、コマツナ、ダイコンの葉、ニラ、青ネギなどを入れることができます。一度に大量にではなく、少しずつ数多く種類がとれるようにしましょう。

ダイエットがミネラル不足に一層悪影響を及ぼしています。ダイエットも必要なのですが、健康に役立つやり方をしないと病気の原因になります。

ミネラルの中で精神面に作用するのは、カルシウム、マグネシウム、鉄と言っていいでしょう。

カルシウムは骨や歯を作るミネラルで、体内のカルシウムの九九パーセントがその原料になっています。残り一パーセントが血液や細胞外液、筋肉中に含まれ、体液を弱アルカリ性に保ったり、心臓や筋肉の収縮を促進したり、神経を鎮静させる働きをします。

必要量は、成人一日あたり六〇〇ミリグラムと言われます。一〇～一六歳までは成長期ですから七〇〇ミリグラムが必要だとされています。しかし、厚生労働省の栄養調査では、毎年六〇〇ミリグラムを下回っています。このカルシウム、実はリンと大変結びつきやすいという性質があります。リンとくっついたカルシウムはリン酸カルシウムとなってしまいます。

血液中のカルシウムとリンの割合は、二対一、または一対一くらいが望ましいのですが、今ではそのバランスが大きく崩れています。

というのは、リンは、リン酸としてチクワ、カマボコ、ハム、ソーセージなどの練り製品やうどんなどの弾力増強剤として使われていますし、そのほか、変色防止、酸化防止、味の調和など、いわゆる食品添加物としてたくさん使われているからです。

加工していない食品から摂取するぶんには、リンをとりすぎるということはありません。しかし、今ではさまざまな加工食品から知らない間に大量に摂取してしまい、リン酸カルシウムとして排泄されることになります。

そうすると、ただでさえ不足気味のカルシウムが足りなくなり、精神面ではいらいらすることが多くなり、また子どもの成長に影響を及ぼしたり、大人の場合は骨のもろくなる骨粗鬆症の原因になったりします。

カルシウムを骨や歯に蓄積するのに、マグネシウムも必要です。ビタミンではD・A・Cが必要です。

ところで、日本人はどのような食品からカルシウムを摂取していると思われますか？　小魚は当然として、それ以外には牛乳や乳製品だと思われるでしょうが、実は野菜類なのです。野菜の中には、牛乳や乳製品よりカルシウムを多く含むものがたくさんあります。

昔の人達が、牛乳や乳製品を食べていなくてもガッシリした骨格を作れたのは、野菜からカルシウムをたくさんとったこと、そして、体をよく動かしてカルシウムの骨への蓄積を促したことによります。

そこで、カルシウム不足にならないためには、小魚、乳製品、肉類ももちろん結構ですが、野菜類、中でも緑黄色野菜（コマツナ、ホウレンソウなど）を、火を通してカサを少なくして、しっかり食べることです。

次に、これも不足がちの鉄ですが、体内の鉄は、主に赤血球のヘモグロビン、筋肉のミオグロビン、肝臓のフェリチンの原料となり、これらは各組織への酸素の運搬をスムーズにします。

鉄が少ないと貧血を起こします。貧血は体がフラフラして運動や仕事が満足にできなくなったり、疲れ、めまい、耳鳴り、ボーッとする、集中力や気力がなくなるなどの原因となります。この鉄も、日本人は緑黄色野菜から摂取してきました。そのほか、ヒジキ、干しノリ、シジミ、アサリなどの海藻、貝類にも多く含まれています。

食物繊維

食物繊維は、人間の消化酵素では消化することができません。つまりは食物のカスで、食べると口から肛門にいたる消化管を通過して、そのまま排泄されてしまいます。何の栄養にもならないということで、昔は役に立たないものと思われていました。

ところが、五〇年ほど前から、食物繊維は便秘の予防を始めとして、腸憩室症《ちょうけいしつしょう》（腸に風船のようなふくらみができて、破れやすい）、虫垂炎、潰瘍性大腸炎、大腸がんを予防するのに有効であるというデータが次々と発表されるようになり、この栄養素ゼロの食物繊維が一躍注目をあびるようになりました。

大腸がんの予防効果について言えば、食物繊維が水をかかえこんで便のカサが増えて大腸のぜん動運動を促し、そのため便秘を防いで、発がん物質が大腸の粘膜に接触するチャンスが減るからです。

さらに、食物繊維は腸内細菌のうちビフィズス菌などの善玉菌を増やして、発がん物質の発生も防ぎます。そのほか、コレステロールや中性脂肪、糖の体内への吸収を抑えて、高血圧、動脈硬化、糖尿病、肥満を防ぐ働きがあると言われています。

人間というのは本当に勝手なもので、以前はこの食物繊維をできるだけ食べ物の中から取り除いてきたのです。主食の米や麦のぬかやふすまを取り除いて食べたり、野菜もイモやゴボウ、すじの多いコマツナなどより、繊維の少ないレタス、キュウリ、トマトなどが好まれるようになりました。子どもには食物繊維のない軟らかいものが多く与えられ、かめない子どもが増えてきました。

三〇年くらい前までは、私達日本人は食物繊維を一日あたり二五グラム以上も食べていました。今では、特に子どもや若い世代の摂取量が減っていて、一日七グラム以下というような子どもも少なくありません。何とかして、もう少し食物繊維を子ども達に食べさせる必要があります。

しかし、軟らかい食べものに慣れてしまった口には、今さらキンピラゴボウなど食べられないとか、キンピラを作れない母親も多くなり、困っているわけです。

一時、アルファルファという牧草のもやしをサラダで食べるとか、ぬかをフライパンで煎って、毎日大さじ二杯食べるなどということが流行しました。でも、そんなことをしなくても、玄米や七分づきの米、全粒粉のパン、すじの多い野菜類（ゴボウ、ニンジン、ダイコン、イモ類、コンニャクなど）、海藻類、キノコ類をふだんの食事にちょっと加えておけばいいのです。キンピラゴボウ、ヒジキの煮物、タケノコご飯など、どれも簡単にできます。

今では、食物繊維入りの清涼飲料水なるものまで出ています。実は、食物繊維には水に溶けるものと溶けないものがあるのです。水に溶ける食物繊維にもそれなりの効果はありますが、水に溶けない、いわゆる食べ物のカスである食物繊維も必要なのです。

この食物繊維は、消化吸収されないものですから、直接脳などに作用するわけではありません。しかし、食物繊維には腸内で有害物質を吸着して排泄してしまうという働きがあります。

現在の子ども達は、インスタント食品やレトルト食品、スナック菓子といった加工食品を毎日たくさん食べています。これらの加工食品には、多くの食品添加物が使われています。

食物繊維は、そのような脳や、ひいては心に有害な物質を、腸から吸収されないように吸着して排泄してくれるのです。また、ご存じのように、食物繊維は便秘を予防してくれますので、便秘による心身の不調を解消してくれます。

このように食物繊維にも、子ども達の精神を安定させる働きがあるのです。

ファイトケミカル

最近、「体に良い」と話題のファイトケミカルは糖質、脂質、たんぱく質、ビタミン、ミネラルの五大栄養素、六番目の食物繊維に次ぐ七番目の栄養素（非栄養素＝機能性成分）として話題になっています。これらは一九九〇年代の半ばから注目をあびるようになりました。

ファイトケミカルは果物や野菜に多く含まれ、ギリシャ語で植物を意味するファイト（phyto）にケミカルをつけてファイトケミカルと呼ばれています。ファイトケミカルの代表的なものは、食物の色素、香り、辛味、苦味などの成分です。これらの数は約一万種もあるのではと言われています。そのうち、現在分かっているものとして約九〇〇種あります。これらは大きく次のように六種に分類されます。ポリフェノール、含硫化合物、カロチノイド類（脂関連物質）、糖関連物質、アミノ酸関連物質、香気成分です。

これらファイトケミカルの働きとしては、①抗酸化作用により、活性酸素を不活性化する、②免疫力をアップするなど、健康の保持・増進に大変有効です。

日常食べるものに含まれる代表的なものとして、赤ワインのポリフェノール、大豆のイソフラボン、お茶のカテキン、トマトやスイカのリコピンなどがあります。中でもポリフェノールはよく知られています。ここではこのポリフェノールについて説明を加えておきましょう。

ポリフェノールとフラボノイドは、分子の構造式（かたち）は少し違いますが、同じような性質を持つものです。

赤ワインのポリフェノールが注目されたきっかけは、先進国では動物性食品を主とするカロリーのとりすぎで、心臓病や動脈硬化の低年齢化が進み死亡率が高いのですが、フランス人だけは、これらの病気による死亡率が低いことが分かったことです。なぜか？　その答えは、彼らが赤ワインをよく飲んでいることにあったのです。

この赤ワインに、抗酸化物のポリフェノールが大量に含まれていたのです。ポリフェノールもフラボノイドも、植物が自分自身を守るために作っているのですが、これが心臓病などの病気の原因になる活性酸素を抑える働きをしていたのです。

活性酸素は非常に強い酸素で、体内の正常な脂質を酸化させてしまいます。それが動脈硬化や老化、糖尿病などの生活習慣病の原因になることが分かってきました。特に動脈硬化は血液中のＬＤＬコレステロール（悪玉コレステロール）によるものだということも分かりました。したがって、健康に生きるためには酸化をいかに防ぐかがポイントになります。その点で、赤ワインに含まれるポリフェノールは、血液中のコレステロールの酸化を抑えて動脈硬化を防ぐ働きのあることが証明されています。

これが「フレンチ・パラドクス」（フランスの逆説）と言われるものです。

それ以来、テレビ、雑誌などのマスコミでは、活性酸素を抑える抗酸化物を多く含む食品として、飲むなら赤ワイン、ココア、コーヒー、食べるならチョコレートなどといった声が聞かれるようになりました。でも、赤ワインもたくさん飲めばアルコールの害の方が大きいですし、ココアやチョコレートは、ポリフェノールより砂糖や脂肪のとりすぎが問題になります。いったいどういうとり方をすれば良いのでしょうか。

ポリフェノール、フラボノイドは、四〇〇〇種ほどあります。つまり、植物性の食材のほとんどに含まれているのです。これらは植物の光合成により、糖が変化したものです。紫外線や体内に侵入する細菌、ウイルスから自分を守るために作られています。特に植物性の食品で、人間の舌にえぐみや渋みを感じるものに多く含まれます。フラボノイドは、黄色い色をした食品にはほとんど含まれます。

どのような食品に多く含まれているのか、ファイトケミカルの種類と含有食品を表にしてみました。

その他にもずいぶん多くの食材に含まれています。ですから、ふだんの食事ではできるだけ加工食品を少なくして、野菜や果物の種類を増やして食べれば良いのです。ファイトケミカルは、分子構造がとても安定しているので、調理によって破壊されることが少ないのです。

こうした効能をよく知って、いろいろなファイトケミカルを食べて、病気に負けない強い体を作ることを心がけたいものです。

私の教えているゼミの学生達は、最近「そうか。食べてファイトが出るからファイトケミカルだね」などと言い合っています。

ファイトケミカルの種類			含有食品
(1)ポリフェノール	①フラボノイド	アントシアニン	赤ワイン、ブドウ、ブルーベリー
		イソフラボン	大豆
		フラボン	セロリ、パセリ
		カテキン	お茶、リンゴ
		フラボノール	タマネギ、リンゴ
		フラバノン	柑橘類
	②非フラボノイド	クロロゲン酸	ゴボウ、サツマイモ、コーヒー
		リグナン(セサミンなど)	ゴマ
		タンニン	お茶、ヨモギ、赤ワイン
		クルクミン	ウコン
(2)含硫化合物	①イソシアネート	スルフォラファン	ブロッコリー
		アリルイソチオシアネート	ワサビ
	②システインスルホキシド	メチルシステインスルホキシド	ニンニク
(3)カロチノイド	①カロテン	β—カロテン	ニンジン、カボチャ
		リコピン	トマト、スイカ
		β—クリプトキサンチン	ミカン
	②キサントフィル	カプサンチン	赤トウガラシ、赤ピーマン
		アスタキサンチン	エビ、カニの殻、サケ
		ルチン	トウモロコシ、ケール

(4)糖類関連物質	フコイダン	海藻
	βーグルカン	キノコ
	ペクチン	リンゴ、イチゴ
(5)アミノ酸関連物質	タウリン	イカ、タコ、魚介類
	グルタチオン	レバー
(6)香気成分	オイゲノール	バナナ
	リモネン	柑橘類
	ジンゲロール	ショウガ

参考資料：山崎正利（2003）『長生きしたければファイトケミカルを摂りなさい』河出書房新社

栄養不足は子どもの脳の発達を妨げる

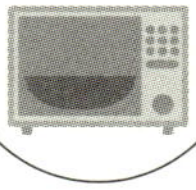

人間は大脳皮質に数百億個ほどの脳細胞（神経細胞＝ニューロン）を持って誕生し、その後一生を通じて、このニューロンは減少しても増加しないとされていまし

た。ところが、最近になって、増加するとの報告がされています。

生後すぐの頃、ニューロンは互いにバラバラで、思考や情報処理もできない状態なので、これをつなぎ合わせる神経回路、つまり脳の中心的な情報処理機関を、八〜一〇歳頃までに作る必要があります。そのためには多くのエネルギーや栄養素、そして刺激が必要になります。

二〇世紀に入ってから、脳の発達と栄養に関する調査や報告が相次いでなされるようになり、栄養素が十分にとれないと、知能の発達が悪くなることが分かってきました。

一九一九年に、D・ブラントン博士によって五歳半から一四歳までの子ども六五〇〇人の調査が行われました。この子ども達は、第一次世界大戦中に十分な食べものを食べることができなかった子ども達でした。

調査の結果、普通の食事が食べられた子ども達に比べて、知能の発達が劣り、集中力、記憶力、注意力に欠け、身長、体重も小さいことが明らかにされました。

一九六三年には、メキシコのJ・クラビオト博士によって、低栄養は脳発達、精神発達に大きな悪影響を及ぼすことが、多くのデータで実証されました。

一九七〇年代に入ってからは、脳の発達と低栄養との関連について多くの研究報告が行われ、また、脳についての科学的、組織学的な研究も進みました。

こうした多数の研究報告を受けて、一九七四年、WHO（世界保健機関）は「子どもの低栄養と精神発達」と題するシンポジウムをスウェーデンで開催しました。このシンポジウムでは、発育ざかりの子どもの場合、軽い、あるいは中程度の栄養素不足があっても、知的発達が遅れるという報告が行われました。

つまり、脳の発達に必要な栄養素が不足すれば、知能が遅れ、精神状態が不安定（いらいらする、すぐカッとする、無気力、集中力がなくなる、ちょっとしたことにも耐えられない……）な子どもを作ってしまうことが明らかにされたのです。

一九七五年には京都で第十回国際栄養学会議が、世界五七カ国、二三六一人の研究者を集めて開かれました。この会議で、クラビオト博士は、さらに新しいデータをまじえて特別講演を行いました。反響はとても大きく、会場から質問が相次ぎました。私もこの会議に出席していたのですが、このクラビオト博士のデータには反論の余地がないと思いましたし、出席者のほとんどがそう考えていると思われました。私自身も大きなショックを受けました。「栄養不足は、脳の発達を妨げる」など、それまでほとんど考えてもみなかったことだからでした。

それ以来、この栄養不足と脳の発達については、ずいぶん多くの研究が発表されてきました。今日では、これはもう一つの常識に近いものになっていると思うのですが、残念なことに、一般の人々にはあまり知られていないのです。

脳の発達する年齢は、一〇歳くらいまでが中心になります。しかし、この時期だけ気をつけていればいいのではなくて、その後も脳細胞をいきいき働かせるためには、当然のことですが栄養素の補給が必要なのです。

しかし「好きな時に、好きなものを、好きなだけ」食べる食生活では、脳を発達させ、脳をいきいき動かすのに必要なエネルギーや栄養素が不足してしまいます。そして「注意散漫、すぐカッとする、いらいらする」などが起こりやすくなります。

食事には気をつけていると思われるかも知れませんが、子ども達の食生活調査を行ってみますと、欠食（特に朝食）が多く、栄養摂取にかたよりが見られます。小学三年生の男児の夕食ですが、ごはん、納豆、インスタントみそ汁、ポテトチップスというのがありました。また日曜日の夕食に、タコ焼きとアイスクリームというのもありました。わが家ではそんなことはないとお思いでしょうが、こうした食事内容には、高カロリー、高脂肪、高たんぱく、高糖質（特に砂糖など）で、ビタミン類とミネラル類それに食物繊維が少ないことが多いものです。そのような食事を続けることによって、慢性的にビタミン、ミネラル、食物繊維、ファイトケミカルが不足している状態を、私は〝現代型栄養失調〟と名づけました。

ビタミン・ミネラル不足のこわいところは、脳の栄養失調に直結することです。特に成長期にある子どもの脳には大きなダメージを与えてしまいます。

これから、現代型栄養失調とはどんなものなのか、なぜそうなるのか、どうしたら現代型栄養失調から子どもを守ることができるのかについて、ご一緒に考えていきたいと思います。

風土はＦｏｏｄ（フード）

ごく一般の人達が移動や輸送の手段を手に入れたのは最近のことです。それまでの長い間、移動や輸送は自分達の足に頼るしかありませんでした。当然ですが、食料を手に入れるのも、移動できる範囲内においてだけでした。近くにある食べものを探して、あちこちかけって走り、そこから「ご馳走」という言葉が生まれたのです。

身近にある食料で命をつなぎ、次の世代を残すためには、得られる食料に体を合わせていくしかありませんでした。その食料がたんぱく質やカルシウムの多いものである地域の人達は体の大きな人種となり、イモ類や穀類などの糖質が多いものであれば、身長のあまり高くない人種となりました。米類を主食にしてきた日本人の小腸は一・五メートルありますが、肉類を主食にしてきたヨーロッパ人はだいたい一メートルくらいです。これはどちらがすぐれているかということではなくて、風土と食の違いなのです。こうして体型、皮膚や髪の色、消化吸収のあり方まで、その地の風土と食によって決められたのです。

そのうち、その地で得られる食料は、その地に誕生した人間に適したものになっていきました。つまり、その地で得られる旬のものを食べておれば、だいたいその地に住む人に必要な栄養素のバランスがとれるようになったのです。さらに、少々のアンバランスなら、体内で修正できる仕組みまで作り出したのです。ところが、日本では、その食がこの五〇年くらいの間に大きく変わったのです。一説には、一〇〇〇年分もの変化があったとまで言われています。

「身土不二＝しんどふじ」という言葉がありますが、これは「人とその人の住む環境は二つならず」、つまり「その地に住む人には、その地の食がある」ことを教えるものです。

しかし、戦後の栄養教育は欧米流が中心となりました。「おひたし」がサラダになり、「煮物」は炒め物になりました。しかし食材も食べる量も伝統的な和食とは異なるので、摂取できる栄養素にかたよりが生じてきました。特に不足するのがビタミンやミネラル類、食物繊維、ファイトケミカルなどです。これらの不足は、心身の不調や生活習慣病の原因になります。

子ども達も、今まで日本人が食べてきたものとは異なる食べものを「好きなだけ」食べて肥満を増やし、生活習慣病予備軍となったり、脳に必要な栄養素も不足することから、「いらいら・落ち着きがない・すぐカッとする」などの心の問題を起こすことが多くなりました。この辺で立ち止まって、この国が産する食の素晴らしさを再検討してみる必要がありそうです。

食育を教育の柱の一つに

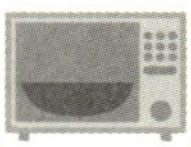

「食育＝しょくいく」という言葉、最近よく使われるようになっているので、ご存じの方も多いかと思います。これは現在の日本の教育の三本柱、知育・徳育・体育

に、四本目の柱として「食べ方の知恵」を加えようという意図のもとに言われるようになりました。

語源は『食道楽』の著者・村井弦斎（一八六三〜一九二七）が「知育よりも、徳育よりも、体育よりも、食育が大事」と述べていることによります。内容としては、この国に伝えられてきた食に関する知恵、食べ方などを教えるものと考えれば良いでしょう。

食育が取り上げられるようになったのは、一見豊かそうに見える現在の食生活ですが、調べてみると大人から子どもまで、「好きな時に、好きなものを、好きなだけ」食べる傾向、つまり食事がファッション化している状態があり、こうした食生活が栄養摂取上のかたよりをもたらし、心と体の健康を害する大きな原因と考えられるようになったからです。この食育については、平成一七年六月一〇日、「食育基本法」が成立し、七月一五日に施行されました。

また、中央教育審議会（中教審）も平成一六年九月に、偏食や一人で食事をするなどの、子どもを取り巻く食生活改善のために、小中学校で「望ましい食習慣」を教える「栄養教諭」制度を作るべきだとして、これに関する中間報告を文部科学省に提出し、設置が決まっています。

特に成長期の子どもにとって、食事は心と体の発育に大きく影響します。体は〇歳～一歳までは猛スピードで、それから一八歳くらいまでゆっくりと成長するのですが、脳は一〇歳くらいまでに発達を終えるとされています。そこで、この時期の食生活のあり方が大きな問題なのです。それも学校が何かをしてくれる前の段階、つまり家庭で、「何をどのように食べるのか」を教える必要があるのです。

食育といっても、むずかしいことではありません。子どもは、二歳になればお手伝いができます。簡単な調理、皿洗い、配膳、後片付けなど、食のことで、できるだけ多くの経験をさせてください。危ないと思われるかも知れませんが、よく説明し、お手本を見せてからやらせることにより、子どもは興味を持って次へのステップを踏み出すことができるようになります。

ピーマン大嫌いの小学二年生のゆう君は、自分でピーマンを育て、収穫、調理して食べてから、偏食が全くなくなりました。スナック菓子が大好きだった中学一年生のよう子さんは、土・日の夕食を任されるようになってから、「スナック菓子はまずい」と食べなくなりました。

現在多くの地域で食育の取り組みがなされていますが、これがイベントとしての活動に終わるのではなく、体験として身につくような内容にする必要があります。そして、何よりも家庭で、お母さんが子どもに何を経験させたらいいかを考えて、具体的に一歩を踏み出していただきたいと思います。

3章

教育やしつけの前に、ちゃんと栄養素のとれる食事を

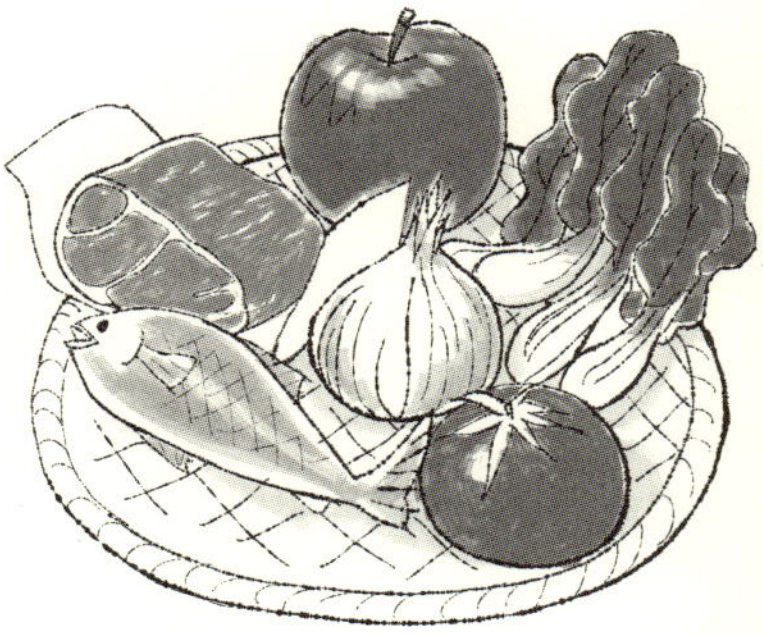

現代型栄養失調の子ども達

現在の日本は、いつでもどこでも好きな食べものが食べられる国になっています。街にはいろいろなレストランや食堂があり、デパートやスーパーやコンビニには、さまざまな食品が豊富に並べられています。こんなに多くの種類の食材や料理が食べられる国は、おそらくほかにはないでしょう。

テレビではグルメ番組が毎日放映され、食べもの健康情報が手を変え品を変えて、次々と流されています。アボカドが活性酸素の害を防ぎ健康に良いと紹介されると、翌日はどこのスーパーでも、アボカドが売り切れてしまいます。

食べものは豊富で、健康に関心が高いこんな時代ですから、栄養失調などという言葉は死語になっていると思われるかも知れませんが、実は、子ども達や若い世代のあいだに〝現代型栄養失調〟が増えているのです。

栄養失調と言っても、昔のようなカロリー不足からくるものではありません。カロリーは十分に足りているのです。それでは何が不足しているのかと言うと、ビタミン、ミネラル、食物繊維、ファイトケミカルなのです。この、ビタミン、ミネラル、食物繊維、ファイトケミカルが不足している状態を、私は〝現代型栄養失調〟と呼んでいます。ビタミン、ミネラルの不足は、もちろん体の健康を害しますが、それ以上に脳の栄養失調となって、頭がいきいき働かなくなってしまうのです。

脳の神経細胞をつなぎ、受けた刺激を伝えるためには、アミノ酸やビタミン、ミネラルなどが必要となります。これらの栄養素が足りないと、特に成長期の子どもは脳の発達が妨げられ、精神的な問題を起こしやすくなるのです。

それに加えて、砂糖や脂肪をとりすぎ、食物繊維が不足する食生活が、子ども達の脳、ひいては心の健康をむしばんでいるのです。

こんな状況の中で、現在のように子ども達が学校の成績だけで評価される時、評価から外れた子ども達がちょっとしたきっかけでキレるのは、何ら不思議ではありません。

中学校で校内暴力事件が頻発した一九八〇年代、私は問題を起こした子どもの食生活を調べてみましたが、それはメチャクチャなものでした。それでもその頃は、しつけが悪いから、教育が悪いから、と言われていて、私がきちんとした栄養素のとれる食事をしていないから子ども達が荒れるのだと言っても、ほとんど理解してもらえませんでした。

あれから二〇年余、調査を続けてきましたが、食生活はますます悪くなり、もう子ども達の九割あまりが問題のある食生活をしているのです。

落ち着きがなくいらいらしていると、自分が今どういう状態なのかがよく分かりません。どうすればいいかなどと、じっくり考えるゆとりもありません。逆に、いらいらするものですから、うっぷん晴らしがしたくなります。人のことなど考えられなくなるのです。以前私達は中学生の心と食事の関係についてアンケート調査をしたのですが、それは見事に食事内容と心のあり方が関係していることを実証してくれました。

いじめと食生活・中学生への調査から

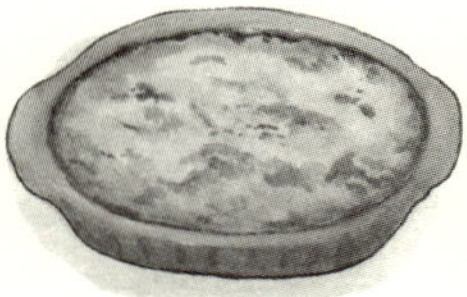

広島県福山市のT中学校の生徒と尾道市のY中学校の生徒、男子六一五名、女子五五四名、計一一六九名の皆さんに、アンケートに協力してもらいました。そのアンケートの内容は次のようなものです。

学年　　　　　年　　　　　組

性別

年齢

（1）食生活について

1. 毎日1皿のほうれん草、人参のような色のこい野菜を食べますか。（はい　時々　いいえ）
2. 毎日1皿のレタス、キャベツのような色のうすい野菜を食べますか。（はい　時々　いいえ）
3. 毎日1本の牛乳をのみますか。（はい　時々　いいえ）
4. 毎日1切の魚を食べますか。（はい　時々　いいえ）
5. 毎日1切の肉を食べますか。（はい　時々　いいえ）
6. 毎日1個の卵を食べますか。（はい　時々　いいえ）
7. 1週間に3日以上豆腐などの大豆製品を食べますか。（はい　時々　いいえ）
8. 1週間に3日以上、わかめ、こんぶ、のりなどの海草を食べますか。（はい　時々　いいえ）
9. 1週間に3日以上、大根、ごぼうなどの根菜類を食べますか。（はい　時々　いいえ）
10. ソーセージ・ハム・ハンバーグ・ミートボール・シューマイなどは1週間にどのくらい食べますか。
（食べない　1週間に1回　3日に1回　2日に1回　毎日）
11. ラーメン・カップヌードルはよく食べますか。
（食べない　1週間に1回　3日に1回　2日に1回　毎日）

12. おやつは1日平均、何をどのくらい食べますか。例にならって書いて下さい。
例（ジュース1本　アンパン1個　カップヌードル1個）
あなたの場合（　　　　　　　　　　　　　　　　　　　　）
13. 缶ジュース、サイダー、コーラをよくのみますか。
（のまない　週1〜2本　週3〜4本　毎日1本以上）
14. 毎朝、朝食を食べますか。　（はい　時々　いいえ）
15. 夜食を食べますか。　（はい　時々　いいえ）
"はい""時々"と答えた人はどんなものを食べますか。
（　　　　　　　　　　　　　　　　　　　　）

（2）健康調査

1. いらいらすることが多いですか。（はい　時々　いいえ）
2. はき気のすることが多いですか。（はい　時々　いいえ）
3. 腹の立つことが多いですか。　（はい　時々　いいえ）
4. ゆううつになることが多いですか。
（はい　時々　いいえ）
5. めまいのすることが多いですか。（はい　時々　いいえ）
6. ちょっとしたことですぐカッとしますか。
（はい　時々　いいえ）
7. 根気がなく、あきっぽいですか。（はい　時々　いいえ）
8. ぼんやりすることが多いですか。（はい　時々　いいえ）
9. 学校に行くのがいやになることがありますか。
（はい　時々　いいえ）
10. 自殺したいと思ったことがありますか。
（はい　時々　いいえ）

（3）生活調査

1. 信頼して相談できる先生がいますか。　（はい　いいえ）
2. 信頼して相談できる友人がいますか。　（はい　いいえ）

3. 親と話をするのは1日どのくらいですか。

(30分以内　1時間以内　2時間以内　それ以上)

4. 親の意見を参考にすることがありますか。

(はい　いいえ)

5. 親は信頼して相談できる相手だと思いますか。

(はい　いいえ)

6. 1週間のうち夕食を家族そろって食べるのは何日くらいですか。　(毎日　2日に1回　1週間に2回　それ以下)

7. 1週間のうち朝食を家族そろって食べるのは何日くらいですか。　(毎日　2日に1回　1週間に2回　それ以下)

8. 将来どのような職業につきたいか考えたことがありますか。　(はい　いいえ)

9. 進学について悩みがありますか。

(はい　いいえ)

10. 異性関係について悩みがありますか。

(はい　いいえ)

(4) いじめについて

1. 今までいじめられたことがありますか。

(はい　いいえ)

2. 今いじめられていますか。　(はい　いいえ)

今いじめられている人は答えてください。

イ. いつごろからいじめられていますか。

(　　　　　　　　　　　　)

ロ. 誰かに相談しましたか。　(はい　いいえ)

ハ. 誰に相談しましたか。　(先生　親　友人　その他)

ニ. その人は力になってくれましたか。

(はい　いいえ)

ホ．どうしていじめられるようになったと思いますか。
（　　　　　　　　　　　　　　　　　　　　　　　）

3.　今までにいじめたことがありますか。　（はい　いいえ）
今いじめている人は答えてください。

イ．どうしていじめたくなったのですか。
（　　　　　　　　　　　　　　　　　　　　　　　）

ロ．いじめは悪いこととは思いませんか。
（思う　思わない）

ハ．いじめをやめようとは思いませんか。
（やめたい　やめない）

次に、アンケート用紙の食生活の項目のうち、№12と15は参考にして、後の一三項目は、「はい」「食べない・一週間に一回」「のまない・週一〜二本」を三点、「時々」「三日に一回・二日に一回」「週三〜四本」を二点、「いいえ」「毎日」「毎日一本以上」を一点にして点を加えていきました。そうすると、最も点の良い生徒が三九点、最も点の悪い生徒が一三点になります。

それから、対象者を統計的に、男女別々に五グループに分けました。その各々のグループの人数、食生活の平均得点、心の健康状態、いじめの状態は、次の表のようになっていました。

食生活といじめのアンケート結果

[男子の場合]

食生活平均得点と有訴率（%） ＼ グループと人数	A 31	B 95	C 247	D 97	E 52
食生活平均得点	38.0	34.2	29.9	26.6	22.6
いらいらする	32.2	47.4	73.7	71.1	92.3
はき気がする	29.0	25.3	23.1	62.9	78.8
腹が立つ	29.0	38.9	57.5	91.8	96.2
ゆううつになる	16.1	10.5	16.6	27.8	73.1
めまいがする	6.5	7.4	10.1	38.1	80.8
すぐカッとする	25.8	24.2	38.1	73.2	88.5
根気がなくあきっぽい	22.6	20.0	38.9	57.7	84.6
ぼんやりする	16.1	8.4	19.8	21.6	75.0
学校に行くのがいや	29.0	26.3	32.9	66.0	84.6
自殺したいと思ったことがある	12.9	11.5	11.7	13.4	26.9
相談できる先生がいる	25.8	15.8	11.3	11.3	3.8
相談できる友人がいる	45.2	64.2	79.4	57.7	40.3
親は信頼できる	67.7	64.2	59.1	49.5	53.8
いじめている	0	3.2	1.2	12.4	40.4
いじめられている	12.9	6.3	2.0	5.2	11.5
いじめていないしいじめられていない	87.1	90.5	96.8	82.4	48.1

[女子の場合]

グループと人数 食生活平均得点と有訴率（%）	A 29	B 98	C 230	D 101	E 47
食生活平均得点	36.0	33.8	29.1	26.9	24.1
いらいらする	27.6	38.8	70.4	71.3	97.9
はき気がする	31.0	18.4	17.0	51.5	80.9
腹が立つ	20.7	41.8	74.8	90.1	100.0
ゆううつになる	31.0	13.3	27.4	42.6	61.7
めまいがする	0	16.3	17.8	42.6	80.9
すぐカッとする	10.3	11.2	27.8	37.6	66.0
根気がなくあきっぽい	10.3	14.3	55.7	45.5	63.8
ぼんやりする	13.8	11.2	22.2	18.8	66.0
学校に行くのがいや	0	19.4	31.7	67.3	91.5
自殺したいと思ったことがある	3.4	6.1	6.1	15.8	25.5
相談できる先生がいる	24.1	10.2	17.0	11.9	0
相談できる友人がいる	41.4	51.0	60.9	40.6	61.7
親は信頼できる	48.3	53.1	49.6	59.4	42.6
いじめている	3.4	0	0.8	5.0	17.0
いじめられている	6.9	2.0	1.3	3.0	6.4
いじめていないしいじめられていない	89.7	98.0	97.9	92.0	76.6

結果は、食生活の内容が悪くなると、いらいらして、吐き気がし、腹が立って、すぐカッとして、根気もなく、学校へ行くのもいやになっていました。心が不安定になっています。そしてそれは、いじめに結びついています。どうもいじめるという行為によって、腹が立つということの「うっぷん晴らし」をやっているのではないかと思えます。いじめっ子は食生活の悪いグループに多くなっていますが、いじめられっ子はグループごとの差は見られませんでした。

食生活のあり方は、子どもの心にこのような大きな影響を及ぼしています。それを放っておいたまま教育やしつけをしても、間違った食生活で心と体が不健康になった子ども達には、それを受け入れる心のゆとりがなく、理解もできないのです。大人達が伝えようとする内容が、子ども達に伝わらないのです。

また、生徒達は、相談できる友達はいるけど相談できる先生はいないと訴えています。子ども達が信頼できる大人が増えなければなりません。

何よりも、食生活を少しでも良くする努力が早急になされねばなりません。子ども達が頭をいきいき働かせるようになると、今何が起きて、どうすればいいのかを、しっかり考えるようになります。自分のことだけでなく、人のことも考えられるようになります。それは人をやさしくさせてくれます。

偏食を直す

子どもの食生活に関する相談を受けていると、偏食に関するものが結構多いのです。ところが、その質問のほとんどが、「うちの子は○○を食べないのです」と、嫌いで食べないものをどうやって食べさせれば良いか、というものなのです。

実は、偏食とは、その言葉の通り、かたよって食べることなのです。だから、好きなものばかり食べるのも偏食です。「家では偏食はないのですが、給食では……」という場合、そのほとんどは、家庭では子どもの好まないものはあまり作らないからなのです。

この偏食については、栄養学だけでなく、医学、生理学、心理学、教育学など、多くの分野で研究されてきていますが、ここでは、「かたよって食べることが、健康と大きく関連している」という栄養学の立場で考えてみましょう。

まず、偏食の原因ですが、どうも小さい時からの食事の内容に問題があるようです。食べものの好き嫌いを決めるのは、舌の上で感ずる味によると考えがちですが、それだけではありません。見た目、におい、舌ざわり、歯ざわりなど、多くの感覚が関係しています。

鮮やかな青色や紫色のような寒色系の色は、食べものとしては好まれません。においも好ましくないものがあります。グニャグニャしすぎるものもあまり好まれません。

なぜ好まれないかということですが、こういうものは、人間が食物として得てきたものの中にきわめて少ないか、または過去において何か問題を起こすということがあったからだと考えられています。毒になるものが含まれているとか、消化しにくいということです。

味覚を例にとってみると、それがよく分かります。味覚には、甘味、うま味、塩味、酸味、苦味、渋味があると言われています。このうちの甘味、うま味、塩味を持つ食べものを、人間は歴史が始まって以来ずっと、「食べて良いもの」として、受け入れてきました。というのは、こうした味を持つ食べものは、人間の命を支えるのにとても大切な栄養素を含んでいることと、健康を害するものを含むことがほとんどなかったという長い歴史があるからです。

甘味は糖質で、エネルギーとして最も利用しやすい物質ですし、うま味はアミノ酸を多く含むものの味で、これはたんぱく質などの重要な構成成分になります。塩分は、多くなりすぎると困りますが、一定量は体のミネラルバランスのために必要なものです。

これ以外の味、苦味や渋味などのあるものには、健康を損ねる物質（アルカロイドなどの毒物が多い）が含まれることが多く、人間には好ましくない味として考えられてきました。ところが、こういう味も人間は少しずつ体験し、害のないものにするという工夫をして受け入れるようになりました。コーヒー、茶、チョコレート、山菜などの飲食物がそうです。今でもこの味は、それぞれの人が少しずつ体験して、初めて受け入れるようになります。

赤ちゃんが初めて出会う味は、おっぱいのほのかに甘い味です。人工乳にも砂糖は禁止され、母乳と同じ味の乳糖が使われています。だから、赤ちゃんは苦い味に出会うと吐き出します。それが、離乳が始まり、だんだんといろいろな味になれると、あれこれ食べるようになります。少しずつ、いろいろな味になれていくことが必要なのです。

さて偏食ですが、成長期の子どもは大人より多くの栄養素を必要とします。偏食があれば、栄養素がかたよってしまうことになります。ですから、できる限り偏食をなくす必要があります。でも、「何が何でも食べさせる」などの強制やおどかしはやめましょう。強制は、その食べものをますます嫌いにさせるだけです。

お母さん自身、子どもの頃に何かが嫌いで食べられなかったということがおありだったのではないでしょうか。小さい頃うどんが嫌いで、どうしても食べられなかったというお母さんを知っていますが、その人は今では大のうどん好き。「どうして食べられなかったのか、今でも分からないけれど、たぶんあのゆでたうどんのにおいがいやだったんだと思います」と言っていました。

料理を一緒に作ってみたり、少しでも食べられたらしっかりほめたりして、ゆっくり少しずつ食べられるようにしましょう。

ところで、偏食といっても気にしなくてもいいものがありますので、それについてお話ししておきましょう。たとえば、野菜はピーマンだけが食べられない、嫌いという場合、これは他の緑黄色野菜のニンジン、カボチャ、ブロッコリーなどで補えばいいのです。困るのは、キュウリやレタスなら食べられるけれど、他のものはほとんど嫌いというような場合です。

いくつか例をあげてみましょう。次のカッコの中の一つが食べられなくても、他のものが食べられればいいのです。

●牛乳、小魚、海藻のグループ

（牛乳、チーズ、ヨーグルト）

（しらす干し、メザシ、小魚のつくだ煮）

（ヒジキ、ワカメ、ノリ、コンブ）

●豆、魚、肉、卵のグループ

（大豆、納豆、豆腐、油揚げ、ガンモドキ）

（サバ、イワシ、アジ、サケ、カツオ、マグロ、イカ、タコ、エビ、カキ、アサリ、ハマグリ、シジミ）

（牛肉、豚肉、とり肉、卵）

●色の濃い野菜のグループ

（ピーマン、シシトウ、ニンジン、カボチャ、シュンギク、ホウレンソウ、コマツナ、ブロッコリー、パセリ）

●色の淡い野菜のグループ

（キャベツ、カリフラワー、ハクサイ、キュウリ、ダイコン、カブ、トマト、ナス、キノコ類）

これ以外に、一般にあまり食べないようなものについては、食べられなくても別にかまいません。セロリ、モロヘイヤ、オクラ、ナマコ、クラゲ、塩辛、メンタイコ、カニなどです。

また、嫌いなものでも、調理の仕方によっては食べられるということがあります。煮魚は嫌いだけど、フライや刺身は大丈夫という場合です。これも心配いりません。いずれ、いろいろな味になれてくると食べられるようになります。

煮魚が嫌いな子どもでも、みそ煮にすると食べやすいものです。試してみてだめなら、無理をせずに次の機会を待ちましょう。

ご参考までに、偏食を直した子どものエピソードを入れておきましょう。

たかー君、五歳。ニンジンが大嫌いで、家でも幼稚園でも、全部より出さないと食事ができません。なのにカレーは大好きで、家ではニンジン抜きカレーを食べています。でも、お母さんは、学校に行くようになったら給食が食べられないのではないかと、気が気ではありません。だから、みじん切りにしたり、すりおろしたりして食べさせようとするのですが、無理強いすると、たか君は食事そのものを止めてしまいます。

そこで、たか君にカレー作りのお手伝いを頼むことにしました。まずは食材の買い出しです。「ニンジンはいらないよ」と言うたか君に、お母さんは、「お父さんも、おばあさんも、お姉ちゃんもニンジンを入れてと言ってたよ。たか君のには入れないから」と、ニンジンを買うことを納得してもらいました。

そして、「たか君、お母さんはお肉を見てくるから、ニンジンを探してカートに入れてね」と、肉のコーナーへ回りました。たか君は一生懸命ニンジンを探すのですが見つかりません。レジのところへ行き、お店の人に尋ねました。「あの、カレー作るんですけど、ニンジンはどこですか？」

店員さんは、「あら、僕一人でお買い物、えらいねー。あそこの角のところの野菜売り場にあるから見つけてね」と言いました。たか君はやっとのことでニンジン三本入りの袋を見つけました。お母さんは、「あら、ちゃんと見つけてくれたのね。助かったわ。え？　店員さんに聞いたの。まあ、よく気がついたわね」と、精一杯ほめておきました。

家に帰って、たか君にニンジンを洗ってもらいました。ニンジンをまな板にのせ、お母さんが手を添えて、たか君と切りました。

夕飯には、お父さんにもわけを言って、早めに帰ってもらいました。カレーのいい匂いがしています。そこでお母さんが、たか君が一人でニンジンを買ってくれたこと、作る時お手伝いをして、洗ったり切ったりしてくれたことを家族みんなに話しました。お父さんも、おばあさんも、お姉ちゃんも、「すごい、たか君、びっくりしたよ。今日のカレーはきっと美味しいぞ！」と、ほめてあげました。たか君は鼻をふくらませ、誇らしげでした。そして、「僕にもニンジンのカレーをちょうだい！」と言いました。

たか君がニンジン嫌いとさよならしたのは、この日からだったのです。

子どもの肥満改善には家族の協力がカギ

肥満はほとんどの生活習慣病の原因になるものです。人間の体は、体重が一キログラム増えると、血管は約二〇メートル長くなると言われています。血管が長くなればなるほど、その末端まで血液を送り込む心臓の負担は大きくなります。

心臓だけではありません。過体重という余計な荷物が生命活動に加える負担は、すべての臓器にかかってきます。その結果、高脂血症（血液中の中性脂肪やコレステロールが異常に多い）や心臓病、糖尿病、脂肪肝（肝臓に脂肪がたまり肝機能障害を起こす）、高血圧症などさまざまな病気を引き起こします。ですから、肥満は、それ自体病気の一つで、肥満症と考えるべきものなのです。

肥満は、身長と体重を比較して、体重が重すぎることを言いますが、一般的には次に示した方法で計算します。

$$\text{カウプ指数}=\frac{\text{体重(g)}}{\text{身長(cm)}^{2}}\times 10$$

20以上＝肥満、20～18＝やや肥満、

18～15＝普通、それ以下＝やせすぎ

$$\text{ローレル指数}=\frac{\text{体重(Kg)}}{\text{身長(cm)}^{3}}\times 10^{7}$$

160以上＝太りすぎ、140～120＝標準、

100以下＝やせすぎ

$$\text{BMI（体格指数）}^{*}=\frac{\text{体重(kg)}}{\text{身長(m)}^{2}}$$

22＝標準、25以上＝肥満

*日本肥満学会に基づく

カウプ指数は主に乳幼児に使われ、児童や中学生くらいまではローレル指数を使います。また最近はＢＭＩ（体格指数）が用いられることがあります。

小中学生の肥満児はこの二七年間に二～四倍にも増えていますし、全体的に平均

すると一〇パーセントあまりが体脂肪率が高い、つまり肥満状態なのです。動脈硬化の始まりも低年齢化しています。調査を続けてみますと、対象者の四分の一に、将来生活習慣病にかかる可能性があることが分かります。その原因は、言うまでもなく子ども達の食生活です。

肥満児が増えた原因の一つはテレビだという面白い説があります。アメリカのニューイングランド医療センターのディエズ博士はテレビと肥満の間にはっきりした関係があると言っています。

その理由としては、まず、子どもはテレビを見ながらよくものを食べること。その食べものもテレビで宣伝しているものを食べること。そして、宣伝に出てくる人はたいていスリムなかっこいい人で、食べても太らないというメッセージを送っていること。

さらには、テレビを見ている時の子どもは不活発で、基礎代謝が低下していることなどがあげられています。

京都府立医大病院小児科の肥満外来の衣笠先生によれば、初診時に肥満度が軽度であれば、標準体重に戻るのは七七・六パーセント、中程度なら五八・五パーセント、高度なら三六・五パーセントだそうです。小学校に入って中程度だと、治るのはむずかしいとも言われています。

また、他の報告によれば、小児の肥満の八〇パーセントが成人の肥満に移行するとされています。ところが、このデータも、乳児期の肥満は治りやすいが、学童期に入るとむずかしいとしています。とすると、幼児期から肥満防止を考えておかねばなりません。肥満の予防には食事療法が中心になります。これは根気がいります。子どもが肥満しているからといって、子どもだけ食事療法で他の家族は自由に食べるということではうまくいきません。

食事療法といっても、年齢や肥満の程度で変わってきますが、基本となるのは次のような方法です。

1　食事は一日三回。回数を減らさないで、おやつも食事の一部とする。
2　カロリーの少ない、食物繊維の多い食品を増やす。
3　脂質の多い肉加工品（ミートボール、ハンバーグなど）を食べない。
4　糖質（デンプン＝ごはん、うどん、イモ、パンなど）を減らしすぎない。
糖質を減らしすぎると血糖値を正常に保てなくなり、それを補おうと体のたんぱく質を分解してしまい、その結果、体の組織を弱くすることになります。つまり、病気にかかりやすくなるのです。

しかし、今まで好きなだけ食べたり飲んだりしていたスナック菓子や清涼飲料水をやめさせ、ビタミンやミネラル、食物繊維の多い野菜や魚を中心にした食事にしても、子どもはなかなか食べてくれないでしょう。

でも、これを放っておくと、子どもは生活習慣病になってしまいます。子どもの健康や将来のことを真剣に考えるなら、子どもとよく話し合って肥満を治す努力をしなければいけません。

私が指導した食事療法の一例をあげてみましょう。

症例　A君（一〇歳）の場合

父三八歳、母三七歳で、共働きです。A君は、身長一四〇・二センチ、体重七一キロ、腹囲一一〇センチ、胸囲一〇九センチの超肥満体です。動作がゆっくりしているので、学校ではいじめられることも多く、家ではうっぷん晴らしに食べまくります。性格は外ではおとなしく内気ですが、家庭ではわがままです。

砂糖や脂肪、食事そのものの量が多すぎ、カロリー摂取量が三〇〇〇キロカロリーを上回っていますので、まずこれの減量を指導しました。ところが、昼間家に大人がいない、買い置きのカップめんや菓子パン、ジュースなどをほしいだけ飲んだり食べたりする、両親も本気で取り組む姿勢がないなどで、二か月すぎても何の効果もありませんでした。

学校の養護教諭と連絡をとってみると、幸いこの教諭は私の教え子で、協力して一緒に指導することになりました。

母親と子どもに、肥満が健康にどういう影響を及ぼすかについてよく説明し、心臓病と肥満、糖尿病などのスライドを見せました。

この後、親子は熱心に減量の努力を始めました。父親はタバコをやめて、朝夕親子でジョギングをするようになりました。いろいろなことがありましたが、一家でがんばりました。

一年後、A君は何と二九キロ減量し、四二キロになりました。動作も活発になり、明るくなりました。学校でいじめられることもなくなりました。両親もそれぞれ五〜八キロを減量していました。

減量前のA君は高脂血症の状態でしたが、これも正常値となっていました。

こんなにうまく減量できた例はあまりありません。子どもを中心とした両親の協力、それに子どもがこたえられるような環境作り、学校で養護教諭が毎日励まし続けたこと、これらすべてが良い相乗効果をもたらした結果だと思います。

多くの報告や症例を見ますと、子どもの肥満治療、食事療法などの指導は、長期間じっくりと一定の方法で続けることが大切だと思います。

思春期やせ症は早期発見・早期治療

厚生労働省の研究班（主任研究者＝渡辺久子・慶応大学講師）は、このほどストレスや無理なダイエットなどで食欲をなくし、急激な体重減少を起こして死に至ることもある思春期やせ症（神経性食欲不振症）についての早期診断指針を初めてまとめました。

研究班の二〇〇二年の調査によれば、全国一一三〇人の高校三年生の女子を対象に実施した調査では、中学一年から高校三年の間に、二・三パーセントが発症しているとされています。

思春期やせ症の正式名は神経性食欲不振症と言い、これは過食症とともに摂食障害の一種です。これによって発症するものとしては、脈拍数の減少、手足の冷え、体重減少、拒食、嘔吐、無月経、不妊症、肝機能障害、脳の萎縮、骨粗鬆症などで、死亡率は一〇パーセントに上るとされています。

思春期やせ症の場合、拒食や過食、かくれ食いなどの食事行動の異常ややせてくるなどの兆候を見つけたら、できるだけ早く治療を開始することが必要です。重症になってからの治療は一〇年、二〇年と長引くことが多く、予後も良くありません。

指針では、学校健診などで得られた一～一八歳の身長と体重をもとに七本の成長曲線を作り、自分の五～六歳頃の身長、体重の数値から自分の成長曲線を決め、この曲線から自分の数値が下がったり、体重が標準体重の八五パーセント以下となったり、安静時脈拍数が一分間に六〇以下の場合は精密検査が必要としています。

思春期やせ症の場合、約五〇パーセントは拒食の反動としての過食があるという報告があります。

やせ症は、成長に必要な栄養素が全くとれないだけでなく、体を動かすのに必要なエネルギーすら全くない状態になります。糖質が不足すると低血糖を起こします。

健康な人の血液一〇〇ミリリットル中のブドウ糖はだいたい一〇〇ミリグラムくらいあるのですが、それが半分くらいに減ってしまいます。こうなると、体だけでなく、ブドウ糖をたくさん必要とする脳の活動エネルギーもなくなり、脳は活動を停止してきます。うとうとと眠り始め、しまいには低血糖昏睡という昏睡を起こします。そして、最後は呼吸停止に至ります。

過食というのは、「食べたいという欲求が抑えきれず、いくら食べても満腹感がなく、食べ続ける状態」を言います。ある女子高生は、食パン一斤、アイスクリーム三個、缶ジュース二本、ウィンナソーセージ五本を一度に食べてしまいました。また、おにぎり、パン、バナナ、牛乳、ジュース、アイスクリーム、ポテトチップスなど、一〇種類以上の食べものをコンビニで買ってきて、一晩中食べ続けるという例もありました。過食する人の多くは、食べたあとで、指を使って吐いてしまいます。

拒食や過食の背景には、多くの場合心理的な問題があるというのが、一般的な見方です。私の関わった症例に、次のようなものがあります。

症例　女子中学生（一三歳）のA子さんの場合

A子は、両親、一一歳の弟のいる家庭の、しっかり者の長女でした。成績も良く、共働きの両親を助けて、家事のほとんどをこなしていました。

そんな彼女がやせ始めました。身長一五四センチ、体重四五キロが、三七キロになりました。制服をぬいだ彼女のあまりのやせ方に両親はびっくりしました。あれこれ原因を問いただしても要領を得ません。

「食べたくない。どこもなんともない」と言う彼女を説得して、やっと受診しました。生理はすでに止まっていました。病院で種々の検査をしたのですが、「やせすぎてはいるが、それが原因で何かの病気が起こっているわけではない」という判断でした。家庭でも気をつけて食べさせるように、とのことだったそうです。

病院からの帰りに、勤務を休んだ母親と学校を休んだ彼女は、久しぶりにゆっくりとレストランでともに食事をしたそうです。A子はとてもうれしそうによく食べたと言います。ところが、受診後もどんどんと体重は減り続けました。起き上がるのもつらそうなA子に対し、両親は、はげましたり叱ったりしたのですが、どう対応していいのか分からなくなり、再び受診しました。

その時は、すでに体重は二九キロ、血中のブドウ糖の濃度（血糖値）は血液一〇〇ミリリットル中七〇ミリグラムとなっていました。入院しないと危ない状態です。

A子は食べては吐くことをくり返していました。両親にも医師にも何も話しません。

何度か会って話をした私に、やっとポツリポツリと話し始めました。「家事を手伝うために友達と遊べず、いつも仲間はずれだったこと。疲れて帰る母親にそれを話せなかったこと。弟は年齢もあまり変わらぬのに、いつもやりたいことをやっていて腹が立っていたこと。両親とも、弟の中学進学でいろいろ気を使っているのに、自分の時は放っておかれたこと」などでした。

彼女の「食べない」という行為は、両親への「少しは私の方に向いて！　私のことを思い出して！」というサインだったのです。

両親との話し合いを始めました。母親は理解したのですが、父親は「甘えだ！」とA子の訴えを叱ることで解決しようとしました。当然のことですが、こうした父親の態度はA子をさらに追いつめました。その父親が変わるのは、医師に「このままでは命が危ない」と言われた時からです。子どもをそこまで追いつめないと、分からなかったのです。

その後も一進一退を続け、やっと最近になって、多少の体重の増加と明るい笑顔が見られるようになりました。

学校でのトラブル、少女のままでいたい、大人になりたくないという気持ち、進学、家庭内の問題、あらゆることが引き金になっているようです。

こうした症状には、食事療法の指導だけではうまくいきません。精神的なカウンセリングが必要です。最近は思春期やせ症の専門家のいる病院も増えています。親や周りの人が症状に気づいたら、ぜひそうした病院で診てもらうようにしてください。できるだけ早く対応していただければと思います。

成功するダイエット・失敗するダイエット

たびたび述べてきましたが、肥満は多くの生活習慣病の原因となります。だから、標準体重をあまり外れないことは、健康を守る上でとても大切なことなのです。ところが、今、若い人達（一〇～二五歳くらいまで）に、異常な「やせ願望」が増えています。すらっとした、標準体重内に収まっている体型の人が、もっとやせたいと願っているのです。

一九九七年、福山市内の中学生（女子一五三人、男子一六四人）を対象に、「ダイエットの実態と食生活」というアンケート調査を行いました。この中学生のうち女子では三六パーセント、男子では一四パーセントが、小学生の頃に自分は太っていると思い、ダイエットをしたことがあると言っています。自分は太っていると思うと答えた人のほとんどは標準体重なのですが、それでも太っていると思い込んでいるのです。テレビや雑誌に出ているスマートなタレントやファッションモデルのような体型に、彼らは強く憧れているのです。また、彼らの周りにはダイエットの情報も氾濫しています。

しかし、実際にどのような方法でダイエットをしているかと子ども達に聞くと、栄養学の立場から見れば、メチャクチャと言う以外にありません。ほとんどすべてが自己流で無計画、ただ食べないというのが圧倒的に多いのです。成長期の子ども達がこんなことをしていたら、体も心も不健康になるのは当たり前です。

すでにお話ししたように、人間はだいたい一〇〇年は生きられるように作られています。その一〇〇年を健康でいきいきと生き抜くためには、骨格や内臓などをしっかりと作り上げる必要があります。カルシウムを骨にしっかり蓄えて強い骨を作るのは、一七歳くらいの時が最も盛んです。

特に女性の骨は、十代の前半、初潮直後の二、三年の間に作られると言われます。この時期に骨量（骨密度）を増やし、一生使い続けられる丈夫な骨を作るのです。

女性は閉経期を迎えると、女性ホルモンが分泌されなくなり、そのためにカルシウムを骨に蓄えにくくなるのです。そして、若い時に強い骨を作っておかないと、骨がすかすかになって、もろく骨折しやすくなります。これを骨粗鬆症と言います。

骨粗鬆症は発症してしまってからの治療がとてもむずかしいのです。骨粗鬆症になってからカルシウムをとっても、骨には蓄積しにくいのです。そして、症状が進むと、くしゃみをしても骨折するようになり、痛みが激しくなります。これが「寝たきり」につながっていきます。

また、丈夫な骨を作り上げるのに、たんぱく質、脂質、糖質、ビタミン、ミネラルなどは、どれも欠かせません。丈夫な体や強い骨、いきいきした頭が人生の困難や試練を乗り切る力になるのです。

そこでダイエットですが、まず「肥満」の項を見ていただいて、本当にダイエットが必要かどうか確かめましょう。標準体重内に収まっているなら、ダイエットは必要ありません。必要なら、一か月一キロくらいを目標に、少しずつ体重を減らします。急激に減らそうとしても長続きしませんし、一度減量しても、すぐリバウンド（もとに戻ること）します。ゆっくりと、しかし確実に、できれば楽しんで行うことです。

ダイエットの方法は、食事療法が中心です。運動だけではまず不可能です。と言うのは、体重を一キロ減らすには、六〇〇〇キロカロリーの消費をしなくてはなりません。これを運動でやろうとしたら、次のようになります。

テニス　　　一二～二〇時間

クロール　　六～一〇時間

ジョギング　一〇～一二時間

てくてく歩くつもりなら、約一〇〇キロメートルを、飲まず食わずでがんばらねばなりません。ですから、食事療法を主体に、健康のための適度な運動を組み合わせるのがいいのです。

次に食事療法ですが、カロリーがあるものは、糖質、たんぱく質、脂質で、ミネラルとビタミンはカロリーゼロです。カロリーがあるものについては量を減らさなければなりませんが、体を健康に保つにはどれも全部必要です。どれかを食べないとか、逆にどれかだけを食べるなどは、やってはいけません。たんぱく質は成長期の体内組織作りに欠かせません。脂質には、体内で合成できないのでどうしても食べて摂取しなければならない脂肪酸（必須脂肪酸＝ビタミンFとも言われる）が含まれています。だから、これも少しは必要です。

ダイエットをする人は、糖質、つまりごはんやイモ、めん類を目の敵にしますが、これも減らさなければなりませんが、必要なものです。体内では糖質がエネルギーになって、体を動かします。そのエネルギーになるものが入ってこないと、皮下や内臓にくっついた脂肪を燃やしてエネルギーにします。だから、食べものの量としては最も多い糖質を減らすというのは理にかなっています。しかしゼロにしてしまうと、脂肪を燃やす時の、簡単に言えば、火つけ役になるものがなくなるのです。そうすると、脂肪が効果的に減ってくれません。

また、糖質は体内で分解してブドウ糖になります。脳の栄養素になるのはこのブドウ糖しかありません。それがなくなると、頭がボーッとする、集中力がなくなる、いらいらする、などが起こります。

糖質の種類ですが、ごはんはパンより消化に時間がかかりますから、空腹を感ずるのがおそくなります。そこで、パンよりごはんを食べる方がいいのです。一回分として、中くらいのお茶わんでふんわり一ぜんは確保します。ダイエットする時は砂糖はゼロにします。

脂質は、動物の脂肪ではなく、植物油を少量使うだけにします。ゴマ油を風味づけに使ったり、油を減らしたドレッシングなどを工夫してください。

たんぱく質としては、脂肪の少ない肉、魚、豆腐、納豆、卵などを、あまり油を使わずに調理すると良いでしょう。フライ、油炒めなどをやめて、煮る、焼くなどにします。

ミネラル、ビタミンはしっかりとるように心がけます。青菜類は、ほとんどが水分で、水分以外はビタミン、ミネラル、食物繊維、ファイトケミカルなどですから大いに活用します。果物には果糖があって、けっこうカロリーが多いので、ダイエットをする時は、これはやめます。海藻、キノコ類にはカロリーはありません。こうしたものを、あれこれ工夫して食べてみてください。

以上をまとめると、上手なダイエットは次のようになります。

- どの栄養素もゼロにしない。
- ただし、糖質はしっかり減らす。
- 中でも砂糖と果物はやめる。
- カロリーの少ない野菜、海藻、キノコ類を十分にとる。
- あせらず、ゆっくり、確実をモットーにする。

子どもの便秘は食事で治す

最近、若い女性ばかりでなく、子ども達の間にも便秘の訴えが多くなっています。

子どもの便秘のほとんどは、繊維の少ない食生活が原因です。子ども達の食生活を調べてみますと、「かまないで、飲み込む」ものが好まれています。ハンバーグ、ソーセージ、カレーライス、ラーメン、プリン、アイスクリーム、ポテトチップスなどは好きですが、和風の煮物、豆類は嫌いです。

「かまないで、飲み込む」ような食品の特徴は、ほとんど繊維が含まれていないことです。繊維の多いものとして、海藻類、豆や豆製品、キノコ類、イモ類、野菜類があります。

厚生省（当時）の国民栄養調査で、昭和二五年と平成一〇年の日本人（全国一人一日あたり）の食生活を比べてみると、肉類が約二・五倍、油脂類が七倍弱、乳製品が約三・二倍にも増えています。

食物繊維が含まれていない食べものばかりが大幅に増えています。これを見ても、日本人の食物繊維の摂取量が減っていることが分かります。

食べたものの中に繊維が少ないと、栄養素が吸収された後の残りカス、つまり便の量が少なく、なかなか便意をもよおさないのです。

食物繊維は、水に溶けるものと溶けないものがあります。溶けるものとしては、果物の中のペクチン（これがないとジャムができません。トマトやバナナのジャムができにくいのはペクチンが少ないせいです）、海藻中の多糖類があります。コンブなどを水に入れておくと、どろりとしたものが溶け出ていますが、あれが水溶性の食物繊維です。

溶ける食物繊維も必要なのですが、便秘予防のためなら、溶けないものの方が効果的です。

野菜を食べる時、今の子ども達は、ほとんどサラダで食べます。青菜の煮物（おひたし、あえ物）、炒め物はあまり好まれません。でも、サラダではほとんど食物繊維はとれません。かさばるので、一見、量は多そうに見えるのですが、それを湯通ししたり炒めたりすると、ほんの少しになるでしょう。だから、火を通してかさを減らして、できるだけ量が多く食べられる方法（ギョウザ、ハンバーグに入れるなど）を考えてみてください。

海藻類ではワカメが手軽で便利です。乾燥ワカメや塩蔵ワカメは水で戻して、みそ汁、うどん、そばに入れたり、煮物、酢の物にしてみてください。

果物には、食物繊維が少ないのです。ペクチンがあったとしても、わずかです。干し柿には比較的繊維が多いのですが、子ども達は柿をあまり好みません。干し柿を和え物などに使ってみてはいかがでしょう。

水分が少ないと便秘しやすくなりますので、お茶や牛乳を十分に飲ませてみてください。

食物繊維や水分を十分にとっても便秘が改善できない時は、内科的に問題があるのかも知れません。こういう場合は少ないのですが、時々ありますので、診察を受けてください。

子どもの低体温に気をつけて

お母さんはわが子のふだんの体温がどれくらいかご存じですか？
最近問題になっていることの一つに、子ども達の体温が昔より低くなっているということがあります。子どもは新陳代謝が盛んで、大人より体温が高いのがふつうなのに、三五度台が四人に一人いると言われています。この主な原因は、小さい頃からクーラーのきいた部屋で過ごすことが多く、夏でもあまり汗をかかないために、汗をかくことによる体温調節機能が働かないことにあります。体温が低いということは、免疫力が弱いということにつながります。体の抵抗力が弱いのです。ですから、風邪を始めとした感染症にかかりやすく治りにくいということになります。

お母さんは、時々子どもの体温を計ってみて、いつもどれくらいか知っておいてください。そして、低体温だと分かったら、体温を上げる工夫をしましょう。

まず、できるだけ外で遊ばせて、汗をかかせてみることです。そして食事ですが、菓子パンにジュースではなく、温かいごはんに具だくさんのみそ汁を主体にして、ショウガ、ネギ、ニンジン、ゴボウなど、体を温める食べものを食べさせてください。それから、血液循環が悪くて、皮膚の温度が低くなっているということも考えられます。この場合も、やはり運動不足による筋力の低下が大きな原因です。子ども達の遊びが、家の中でのテレビやゲームなどになったことと低体温は大いに関係があると思います。

「子どもは風の子」です。できるだけ外遊びをさせるようにしましょう。

アレルギーと食べもの

アレルギーはこの一五年の間に三倍にも増えたとする報告があります。

厚生労働省の「二〇〇三年保健福祉動向調査」においては、皮膚のかゆみ、鼻水などのアレルギー性疾患のような症状を示す人は、国民の三人に一人となっていました。中でも、皮膚と呼吸器の症状は子どもに多くなっています。

アレルギー増加の理由ですが、環境の変化が最も大きいと思われます。特に食生活の変化が大きく関わっているようです。卵や牛乳を大量に摂取する欧米型の食生活、栄養摂取上のバランスの崩れ、飽食、また、かつて人類が接したことのない食品添加物などの摂取が、発症と関連するようです。

また、居住環境も変わりました。冷暖房でカビやダニが増殖しやすい室温が保たれ、カーペット使用でさらにカビやダニ、ほこりが増えます。大気汚染も進んでいます。こうしたものに、気道や鼻の粘膜はいつもさらされています。そのうえ、ちょっとした風邪にもすぐ薬剤を使用するなどで、体が自分自身を守ってきた免疫力を低下させていることがあります。こうしたことが総合され、アレルギーが増えたと思われます。

子どものアレルギーとしては、アレルギー性鼻炎、気管支喘息、アトピー性皮膚炎が多く、その他としてアレルギー性結膜炎、アレルギー性中耳炎、じんましんなどがあります。これらが食べものが原因で発症した場合を「食物アレルギー」、薬物で発症した場合を「薬物アレルギー」と言っています。

こうしたアレルギーの症状は、一般的には多彩で、あれこれ多くの症状が出ます。腹痛、頭痛、下痢などです。

アレルギーを発症したら、できるだけ早く専門家（小児科医）の診断を受けてください。勝手に食事制限するなどは、成長期の子どもにとって苦痛であったり、こじらせる原因になります。

アレルギーを起こす原因は、体内に入り込む異物＝抗原によるとされています。一般的に抗原は、次のように大きく三種に分けられます。

①吸入性抗原――ほこり、ダニ、カビ、花粉、動物の毛やふけなど。
②食物性抗原――卵、牛乳、大豆、そば、米、小麦、畜肉、魚肉、薬品類。
③接触性抗原――うるし、装身具の金属、植物、化粧品など。

これらのうち、食物がアレルギーを起こす仕組みは、次のように考えられています。

食物の中でアレルギー反応を起こすのは、たんぱく質やたんぱく質が少し分解された状態のポリペプチドです。これらは本来ならばアミノ酸という小さな分子にまで分解されて吸収されるのですが、アトピー素因を持っている人は、この分解がうまく行われなかったり、腸管粘膜の免疫機構が弱く、そのまま粘膜下に侵入し、血液中に入りやすくなります。侵入したものがアレルギーの原因、つまり抗原となりアレルギー反応を起こすのです。

食物のアレルギーがあることが判明したら、その食品を避けるようにしましょう。食材については、すでにアレルギー対応のものが多く出回っていますので、そうしたものを利用すると良いでしょう。たとえば卵、牛乳を使わないおやつ、パンなど、また大豆を使用していないみそなどを探してみましょう。

学校、幼稚園、保育園などで給食がある場合は、食物アレルギーがあることを申し出てください。ほとんどのところで対応が可能になっています。お弁当持参が可能であれば、それも検討しましょう。

アトピー性皮膚炎に使用される薬剤（ステロイド剤）についての副作用を心配される方も多いのですが、これはぜひ担当医に納得がいくように説明してもらってください。そして上手な使い方をするようにしましょう。

貧血と鉄

若い人の貧血は、ほとんどの場合、赤血球の赤い色素を作る原料の鉄が足らなくなって、赤血球を作れない状態です。だから、血液は少なくなるのではなくて、薄くなります。以前、私は女子学生四人と一緒に献血に行ったことがあります。ところが、私を除く学生四人は全員、血液の比重が軽すぎて献血をすることができませんでした。比重が軽いというのは、赤血球の数が健康時より少ないということです。赤十字血液センターでは五人に一人の若者が献血不適格だということです。また、東京では貧血の治療を要する女性が一〇パーセント、血液をあげられない女性が三〇パーセントいるという報告もあります。

血液中の赤血球は、呼吸によって取り込んだ酸素や、食べることによって得た栄養素を、体の隅々にまで血流に乗って運んでいきます。赤血球の数が減ると、それが十分にできなくなります。そうなると、疲れやすくなるし、持続力も集中力もなくなります。脳も、ブドウ糖や酸素が十分に運ばれるといきいき動くのですが、それが少なくなってくると、ボーッとしたり、眠くなったりします。

鉄量が少なくなるのは、ほとんどの場合、「鉄を含むものを食べない」ことが原因です。特に、ダイエットをしている人に貧血が多くなっています。

貧血が長く続くと、体力がなくなり、免疫力が弱まり、感染症や生活習慣病にかかりやすくなります。

体内の鉄は全部で四から五グラムくらいです。そのうち七〇パーセントは赤血球の赤い血色素になり、残りの三〇パーセントは筋肉で使われたり、酵素になったりします。

鉄の一日の必要量は、一歳未満で六ミリグラム、三歳で七ミリグラム、以後少しずつ増えて一〇歳で一〇ミリグラム、それ以後は成人も含めて一二ミリグラムです。でも、これは他の栄養素と同じく、一つの目安です。体が大きい人、よく運動する人は多めに必要です。

次に鉄を多く含む食品をあげておきます。

鉄を多く含む食品

mg	食品名	mg/100g
	ヒジキ（乾燥）	55.0
	煮干し	18.0
	豚レバー	13.0
	焼きノリ	11.4
10.0	干しノリ	10.7
	ゴマ（炒り）	9.9
	切り干しダイコン	9.7
	ゴマ（乾燥）	9.6
	大豆（国産・乾燥）	9.4
	きな粉	9.2
9.0	鶏レバー	9.0
	湯葉（干し）	8.1
	アユ（養殖・内臓）	8.0
	レバーペースト（豚）	7.7
	パセリ	7.5
	凍り豆腐	6.8
	小麦胚芽	6.6
	鶏卵（卵黄）	6.0
5.0	シジミ	5.3
	牛レバー	4.5
	アサリ（生）	3.8
	レバーソーセージ（豚）	3.2
2.0	ホウレンソウ	2.0

（『五訂　日本食品標準成分表』より）

この他にも緑色の濃い野菜、たとえばコマツナ、シュンギク、ダイコンの葉一〇〇グラム中にも、それぞれ二・八三ミリグラム、一・七ミリグラム、三・一ミリグラム含まれています。ニンジン、キャベツ、ブロッコリー、パセリ、グリーンアスパラ、チンゲンサイ、ターサイなどにも多く含まれています。また、ビタミンCは鉄の吸収を高めることが知られています。ごはん食にビタミンC六〇ミリグラムをプラスすると、鉄の吸収率が約四倍になるという報告もあります。

鉄の補給に気をつけても、どうも調子が良くないという場合は、その他の原因による貧血かも知れません。鉄剤を飲む前に、専門医の診断を受けてください。

風邪対策には免疫力

風が冷たくなると、風邪が増えてきます。私達が調べた「年間の風邪ひき回数」

は、健康な大人が三〜四回、子どもが四〜五回というものでした。免疫力が低下したり、疲れてくると、回数は増えてきます。この風邪、よくひくせいでしょうか、「風邪ぐらい」と軽く思っている人も多いのですが、ちょっと考え直してみる必要があります。「風邪は万病のもと」ということわざもありますし、最近、インフルエンザウィルスで急性脳症を起こし、突然死するという報告もなされています。

風邪の原因は、九割がウィルスで、その他に、細菌、マイコプラズマによるものがあります。寒くなると風邪が増えるのは、体が寒さに対応できなくて、免疫の働きが衰えるからです。風邪のウィルスにはいろいろなものがあり、大きく分けると七〜八種類、それをさらに分けると一五〇種以上になります。これらが私達の身の回りにウヨウヨいるのです。そして、すきを見て体内に入り込んできます。この時、その人の免疫力が低下していたら、これ幸いとばかりに細胞内へともぐり込み、そこで増えて発病します。

「それなら、何とかその周りにいるウィルスを殺すとか、予防する方法はないのかしら?」とは、誰しも考えるのですが、残念ながら、ウィルスを完全に殺す薬はまだ開発されていません。確かに市販されている風邪薬は数多く、一五〇〇種類くらいあります。でも、これらはどれも風邪の症状を改善するもので、ウィルスに有効なものではありません。病院で処方してもらうものも内容的には同じです。

風邪の予防にいいと言われる「うがい」、「マスク」、「手洗い」などですが、やらないよりはいいといった程度で、予防に効果があると言えるものではありません。

とすると、やはり、体の免疫力を強くして、入ってきたウィルスを抑え込むしか方法がなさそうです。ですから、風邪をひきそうだと感じたら、免疫力が落ちないように、安静にして、消化のいいものを食べ、睡眠を十分にとるようにしましょう。

その免疫力を強くする方法ですが、とにかく「できるだけ多くの栄養素、それも、ビタミンやミネラルの多くなるような食事をする」ということなのです。添加物や農薬の多いものをさける。できるだけ旬のものを食べる。一日三〇品目ぐらい食べる努力をする。できるだけ手作りにする。動物性脂肪、砂糖、塩の量を少なくする。こういったことに気をつける必要があります。

ところが、気をつけていても、困ったことがあることが分かりました。実は、特に野菜に含まれているビタミンやミネラルが、昔に比べて大幅に減ってしまっているのです。次の表を見てください。

	年 栄養素	三訂 1963	四訂 1982	［鈴木］ 1995	1963年 1995年 の対比	五訂 2001
ホウレンソウ（生）	カルシウム（mg）	98	55	41	42%	49
	ビタミンA（IU）	2,600	1,700	1,525	59%	4900 μグラム
	ビタミンB_1（mg）	0.12	0.13	0.10	83%	0.11
	ビタミンB_2（mg）	0.30	0.23	0.11	37%	0.20
	ビタミンC（mg）	100	65	12.0	12%	35
青ピーマン（生）	カルシウム（mg）	10	10	10	100%	11
	ビタミンA（IU）	330	150	100	30%	467 μグラム
	ビタミンB_1（mg）	0.10	0.04	0.03	30%	0.03
	ビタミンB_2（mg）	0.07	0.04	0.04	57%	0.03
	ビタミンC（mg）	100	80	61	61%	76

●可食部100gあたりの含有量
●『日本食品標準成分表』より
●［鈴木］は、著者の調査平均値
●ビタミンAは、現在は国際単位（IU）ではなく、μグラム（マイクログラム）となっている。1国際単位は、純全トランスビタミンA1アセテート0.000344mg（レチノールの0.000300mgに相当）

食品中の成分の分析が始まったのは一九五〇年ですが、当時のホウレンソウには、ビタミンCは一〇〇グラム中一五〇ミリグラムも含まれていました。それが、二〇〇一年の分析では三五ミリグラムにまで減ってしまっています。ピーマンは、この時は調べられていません。

どうしてこんなに減ってしまったのかということですが、やはり、一年中季節を無視して、ハウスなどで作り続けることと無関係ではないでしょう。一九五〇年当時は、ホウレンソウは露地で、自然に近い形で作られていました。それが、直射日光もろくにあびないで、科学薬品をたくさん使って作られるのですから、当然と言えば当然だと思います。

そうすると、せっかく努力して料理を作ってみても、ビタミンやミネラルが足らないということが起こるかも知れません。特に、子どもは食べる量が少ないので気になります。

国民栄養調査では、不足するのはカルシウムのみと言われますが、これは平均値です。それに、特にビタミンについては、免疫システムを強力に動かすには、現在必要と言われているビタミン量では足りません。ビタミンAもCもEも、どれももっと多く必要です。

ビタミンが不足すると、まず組織の細胞内ビタミンが減り、その後血中のビタミンが減ります。そうなると、細胞も弱くなって、頭が痛い、疲れやすいなどの症状が出てきます。侵入する細菌やウィルスに対しても、それをやっつけることができず、感染症にかかりやすくなります。

そこで、食事が進まず、体調もすぐれない時は、医師とよく相談して、場合によっては総合ビタミン剤などの使用も考えてください。

食生活と健康状態について、子ども達を調べてみたのですが、大変興味のあることが分かりました。

広島県内の小学校三校の児童（男子六九七人、女子六七二人）および中学校二校の生徒（男子五四六人、女子五七三人）に、アンケート方式で食生活や健康状態を尋ねました。すると、風邪をよくひくのは、「野菜が嫌い、朝食を食べない、インスタント食品と砂糖摂取量が多い、テレビを見る時間が長い、睡眠時間や運動量が少ない」という子ども達でした。

免疫力を強くするビタミン類の摂取ができないような食生活、体を動かすことも少なく、睡眠時間が短いという生活習慣が、風邪にかかりやすくさせていたのです。こういう状態ですと、当然他の病気にもかかりやすくなります。まさに「風邪は万病のもと」なのです。

私達の祖先は、季節ごとの産物を、あまり調理しない自然な形で、頭からしっぽまで全部食べていました。ですから、ビタミンもミネラルも、現在より豊富な生活をしていたと言えるでしょう。こうした食事のあり方が、現在のように医学が発達していなくても、生命を次の世代へとつないでくれたのです。現代人の免疫力が低下したのは、現在のような食生活では当然のことだと思われます。それは、現代の私達がもう少し栄養のことに気をつけて食べるようにすれば、ずいぶん元気に過ごすことができるということでもあるのです。健康は、医療や薬、運動だけでは手に入れることができません。まず最初に、「何をどのように食べるか」があるのです。これからを生きる子ども達に、大人がぜひ教えておかねばならないことと考えています。

味覚異常と亜鉛

食べものの味は、舌と上あごにある「味蕾《みらい》」という感覚細胞で感じます。舌のどのあたりでどの味を感じるかは、だいたい決まっています。感覚細胞の中には、必須ミネラルの一つ、亜鉛が入っています。これが十分あると、甘味、酸味、塩味、苦味、うま味をちゃんと感じます。ところが、かたよった食事やダイエットなどにより、亜鉛摂取量が不足して、味が分からなくなった人が増えています。

東京・板橋の日本大学医学部付属病院耳鼻咽喉科では、味覚外来を始めてもう三〇年以上になるそうですが、全国から次々と患者が受診しにくるということです。

ある調査によれば、毎年一四万人もの味覚障害者が発生しているということです。日大付属病院だけでも、新しい患者が毎年三〇〇人を上回るそうです。患者としては高齢者が多いのですが、最近は、ダイエットをくり返している若い女性や、加工食品の摂取量が多い子どもに増えています。

味覚の検査には、舌に軽い電流を流す味覚計を使う方法と、いろいろな味をしみ込ませた紙を一枚ずつ舌に乗せて、それが分かるかどうかを調べる方法があります。

これで調べてみると、患者の五〇パーセントが「味覚減退」、三〇パーセントが「別の味を感じる」、「いつも特定の味が残る」、「特定の味を感じない」などの「味覚異常」、残りが「全く味を感じない」、「舌のある部分でしか感じない」などです。

大人と違い、子どもは味を感じているのかいないのか、どのように変なのかをうまく言い表せないことがあります。ですから、子どもが食べたがらない、偏食などの時、どんな感じなのかをゆっくりとよく聞く必要があります。

これらの味覚異常の主な原因は亜鉛不足にあります。ダイエットなどでちゃんと食べていないとか、加工食品を多く食べていると、亜鉛不足になりますが、それ以外にも血圧降下剤（チアジド系製剤）、アスピリン系の鎮痛剤、その他のある種の薬を飲んでいるなどがあげられます。子どもの場合、ほとんどがダイエットや加工食品によるものです。

加工食品に使われる添加物のうち、かまぼこなどの粘着剤、ハムなどに使われる品質改良剤としてのポリリン酸塩、生野菜の鮮度を保つものとして使われる鮮度保持剤のフィチン酸などは、亜鉛とくっついて、体内での亜鉛吸収を妨げます。

このように、亜鉛は、不足すると味覚に障害を起こしますが、その他にも多くの問題を起こします。

糖尿病は、糖を分解するのに必要なすい臓のホルモン・インスリンが不足することによって起こります。このインスリンの原料に亜鉛が必要なのです。そこで、亜鉛が不足すると糖尿病が起こることになります。

また、亜鉛は生殖器に多く含まれています。不足すると性機能の働きが衰えます。

また、間脳の視床下部に隣り合う海馬という器官の発育にも亜鉛が必要です。不足すると、学習能力、記憶力が低下すると言われています。

さらに、健康を保つ免疫力の働きを良くするためにも亜鉛が必要なのです。

わが国では、すでに赤ちゃん用粉ミルクには亜鉛が添加されています。その他の食品への添加は認められていませんが、亜鉛を含むサプリメントや薬剤があります。いずれも、医師に相談のうえ使用してください。

その亜鉛の必要量は、わが国ではまだ決められていませんが、わが国の成人一人一日あたりの亜鉛摂取量は八～一二〇ミリグラムぐらいです。アメリカでは、ＲＤＡ（一日奨励摂取量）として、大人一日あたり一五ミリグラムと決められています。多少多くても、尿や便、皮膚、毛髪から失われますので、心配いりません。それに、食べものから摂取するのは、そんなに多い量にはなりません。

次に、亜鉛を多く含む食品をあげておきます。一般に魚介類、海藻類、肉類、穀類などに多くなっています。特にわが国の冬の味覚、カキにはとても多く含まれています。大いに利用したいものの一つです。

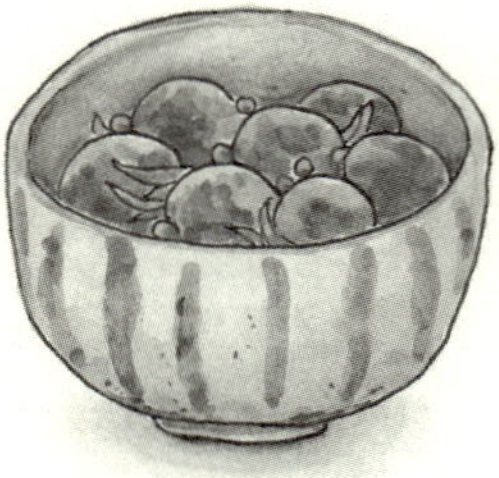

亜鉛を多く含む食品

食品	mg／100g（可食部）
カキ養殖　生	13.2
豚レバー　生	6.9
牛もも　赤味　生	4.3
鶏　レバー　　生	3.3
ホタテ　　　　生	2.7
豚　大型種肉　もも赤肉　生	2.2
ウナギ　養殖　生	1.4
マイワシ　　　生	1.2
若鶏肉　ささ身	0.6

（『五訂　日本食品標準成分表』より）

骨折――不足するカルシウム

ずいぶん以前から、子どもの骨が弱くなった、ちょっとしたことですぐ骨折すると言われています。その第一の原因はカルシウムの不足にあります。

人間の体には、一キログラムを上回るカルシウムがあります。その九九パーセントは骨や歯にあり、残りの一パーセントは血液や筋肉にあります。このわずか一パーセントのカルシウムが、とても大切な働きをしているのです。

この一パーセントのカルシウムは、神経がいきいきと機能したり、心臓がしっかり鼓動を打つのに欠かせません。また、傷をして出血すると、血中の血小板から繊維状のフィブリンが出て、血を固まらせてかさぶた状にし、それ以上血を失わせないようにするのですが、この血を固まらせるように働く酵素に、カルシウムが必要なのです。さらにホルモンの分泌にも重要な役割を持っています。だから、血中のカルシウムがなくなれば、人間は生きていくことができないのです。

小学生から大学生までの男女五〇〇人を対象とし、骨密度を測定したデータによれば、女子の骨密度は、九歳から一四歳頃に急激に増加しています。この頃は、取り込んだカルシウムをどんどん骨に蓄積するのです。そして、一七歳頃に骨密度がピークとなります。男子は少し遅く、ピークは二〇歳前後だそうです。骨密度とは骨のミネラル成分の量で、密度が高いと丈夫な骨ということになります。

この後、骨密度はもうほとんど増えません。そして三〇歳をすぎると減ってきます。女性は閉経の頃から急に減少して、骨粗鬆症を起こしやすくなります。骨密度を上げられる時に十分に上げておかないと、骨がもろくなり、骨折しやすくなるのです。

骨折の最も大きな原因はカルシウム不足なのですが、次に、特に子どもの場合、砂糖のとりすぎがあります。砂糖は体内で酸性をしめします。ところが、体の方は中性でないとほとんどの組織が機能しなくなります。そこで、砂糖が大量に入って酸性をしめすと、あわててそれを中和しようとします。この時に使われるのがカルシウム（水酸化カルシウム）です。これがアルカリ性だからです。このため血中のカルシウムがどんどん使われます。

血中のカルシウムが少なくなると、心臓が停止してくるなど生命に危険が及ぶので、体の方はこれは大変とばかり、骨や歯のカルシウムを血中に大量に溶かし出します。この溶け出る量が必要量だけならいいのですが、必要以上に溶けてしまうのです。これを「カルシウム・パラドクス（カルシウムの逆説）」と言います。つまり不足すると、溶け出て増えすぎる、ということが起こります。すると、骨は弱くなり、血中の多すぎるカルシウムは血管にたまり、そこが石灰化して硬くなり、動脈硬化を起こします。また、血管の筋肉を収縮させるので、血圧を上げてしまいます。これが脳血管疾患の原因にもなります。

牛乳にはカルシウムがたくさん含まれていますが、「うちは毎日牛乳を飲んでいるから大丈夫」というわけにはいきません。現在の日本では、牛乳の消費量が少なかった四、五〇年前より、骨折する人の数が倍以上も多いのです。それにはいろいろな理由がありますが、骨を作る働きのあるイソフラボンの多い大豆の摂取量が昔に比べて減っていること、それにイワシなどの青魚、レバー、干しシイタケなど、骨作りに必要なビタミンDを含む食品をあまり食べなくなったことも影響しています。

カルシウムを骨に蓄積するには、マグネシウムも必要です。その他に、ホウ素、ケイ素、マンガンも、わずかですが必要です。これらは豆類や緑黄色野菜に多く含まれます。

ビタミンでは、D・A・Cを十分補給する必要があります。さらに、骨にカルシウムをきちんと取り込ませる働きのあるビタミンKも必要です。これは納豆やチーズ、緑黄色野菜に含まれます。その他、体をしっかり動かすことが必要です。ギプスで体を固定したり、寝たきりで体を動かさないでいると、カルシウムは骨に蓄積されずに、尿とともに排泄されることになります。一週間寝たきりでいると、全骨量が一パーセント減るという研究報告もあります。

つまり、しっかりした骨を作り、カルシウム減少による障害を起こさないためには、カルシウムを多く含むものを始め、造骨を助けるものも「しっかり食べて、体を動かす」ということになります。

大阪大学医学部産婦人科の廣田先生は、ダイエットが骨密度を低くする原因となっている、と指摘されています。廣田先生らが一六一人の対象者のダイエットと骨密度の関係を調べられた結果、ダイエットをしたことがある人は、そうでない人に比べて骨密度が低くなっていました。特に、成長期のダイエットが骨密度を低くするということです。女子の場合、九歳頃から一七歳頃までが、骨密度を増やして強い骨を作る時期ですから、特に、この時期のダイエットは将来の骨粗鬆症のリスクを高めてしまいます。

次にカルシウムを多く含む食品をあげておきます。

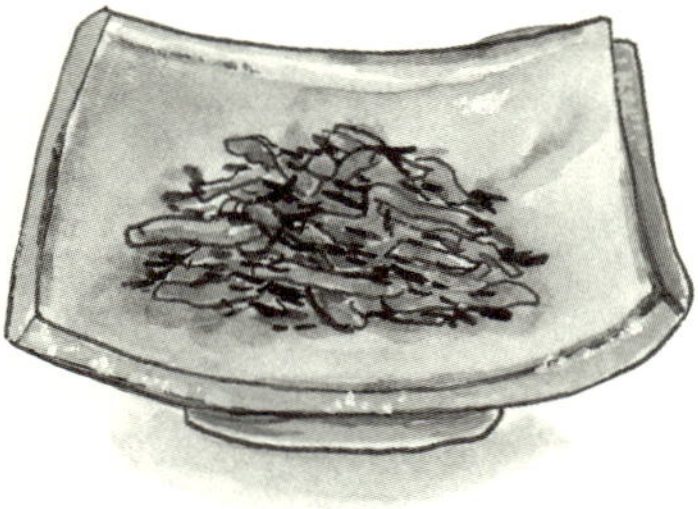

カルシウムを多く含む食品

mg	食品名	mg/100g
	煮干し	2,200
	干しエビ（素干し）	2,000
	サクラエビ（素干し）	2,000
	ヒジキ（乾燥）	1,400
	ゴマ（乾燥・炒り）	1,200
	脱脂粉乳（国産）	1,100
1,000	ドジョウ（生）	1,100
	プロセスチーズ	830
	干しワカメ	780
	チェダーチーズ	740
	ゴーダチーズ	680
	エダムチーズ	660
	凍り豆腐	660
	ブルーチーズ	590
	切り干しダイコン	540
500	しらす干し（半乾燥）	520
	ワカサギ（生）	450
	マイワシ（丸干し）	440
	加糖練乳	300
	焼きノリ	280
	コマツナ	170
	シジミ（生）	130
	ヨーグルト（脱脂加糖）	110
100	普通牛乳	110

（『五訂　日本食品標準成分表』より）

表にはのっていない緑色の濃い野菜にも、カルシウムが多いのです。ツルムラサキには一〇〇グラム中一五〇ミリグラムもあります。おひたしにするとおいしいのですが、少しぬるぬるするので、子どもはいやがるかも知れません。ギョウザなどに入れてみてください。コマツナ、ダイコン葉、パセリ、モロヘイヤなども、工夫して食卓にのせてみてください。

小魚を油で揚げたり、揚げて酢に漬けたり（南蛮漬け）など、小骨の多い小魚を丸ごと食べられるようにするのもいいでしょう。

ペットボトル症候群——砂糖のとりすぎにご用心

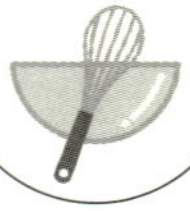

今の子どもや若者達の食生活を見てみると気がつかれると思いますが、彼らは、清涼飲料水やジュース類を実にたくさん飲んでいます。清涼飲料水や炭酸飲料水、

ジュース類には糖分がたくさん含まれています。

ペットボトルに入った清涼飲料水を飲みながらスナック菓子を食べ、そのうえ、食事の時も水やお茶の代わりに飲んでいます。私達が行った調査でも、清涼飲料水を毎日三リットル以上も飲んでいる信じられない小学生がいました。

また、一日約四〇〇グラムの砂糖を摂取していた一四歳の男子がいました。四〇〇グラムというのは、市販されているあの一キロ入り袋の約半分ということです。

この子は、アンパン、クリームパン、チョコレートなどの甘い菓子の他、ペットボトルの清涼飲料水を、水やお茶、牛乳代わりに飲んでいました。こういうことをしていると、高血糖を起こして脱水症状になります。脱水症状になるとのどが渇くので、さらにペットボトルをかかえて飲みました。そして血糖値をさらに高くして、高血糖による意識混濁を起こして、救急車で病院へかつぎ込まれました。危うく命びろいしたものの、非常に危険な状態でした。

この例のように、ペットボトルに入った清涼飲料水をガブ飲みしている子どもが、突然昏睡状態におちいることがあり、〝ペットボトル症候群〟と名づけられて騒がれたことがありました。

元聖マリアンナ医科大学勤務で、現在「たまプラーザ内科クリニック」の星賢二先生らの研究によると、ペットボトル症候群の典型的な症状は、高血糖による脱水症状でノドが渇く↓清涼飲料水をガブ飲みする↓さらに血糖値は上昇する↓また清涼飲料水をガブ飲みする――こうした悪循環から昏睡状態におちいるというものです。

そして、入院患者の食生活を調べてみると、入院する二か月～半年前までは、ほとんど毎日ペットボトルの清涼飲料水を三リットルも飲み、スナック菓子を数袋食べているという共通点があったそうです。ペットボトル症候群の潜在的予備軍は少なくないと思われます。

こうした子ども達の多くは、日常的に体のだるさを訴え、ボーッとしてやる気がない反面いらいらして落ち着きがなく、突然カッとしたり、騒いだりします。それは、糖分の多い食品や清涼飲料水の多量摂取によるものです。

子ども達の一日の砂糖の摂取量は、七〇グラム以下が望ましいのです。

一九七九年に五～六歳の子ども二〇〇人を対象に調査した資料があります。それによると、砂糖の摂取量が一日四〇グラム以下の子ども達には、特に問題はありませんでした。ところが、一日七〇グラム以上の砂糖をとっている子ども達からは、さまざまな訴えがありました。

砂糖の摂取量が増えると、いらいらする、グズグズと言う、友達とうまく遊べないなどといった、どちらかと言うと精神的な問題が増えてくるのです。

また、私達は広島県内の小学生の血清中性脂肪量を調査したことがあるのですが、砂糖摂取量の多い子どもほど中性脂肪が多くなっていました。これは高コレステロール血症と同じく、いずれ心臓病を起こす原因の一つになります。

それ以外にも、砂糖のとりすぎは、肥満、糖尿病、むし歯、化膿が治りにくい、筋肉を弱める、骨密度低下、近視、集中力がなくなるなどの症状を起こすと指摘されています。

そこで、できるだけ砂糖を大量に摂取させないことが大切なのですが、これがなかなかむずかしいのです。子ども達の好きな食べものや飲みものの砂糖の含有量を見てください。

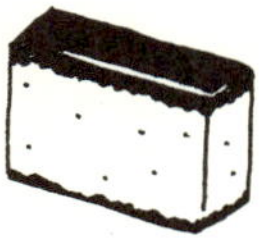

カステラ1切
(100g)…39g

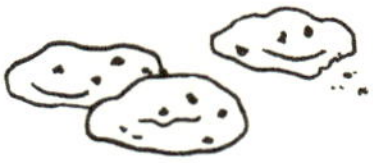

クッキー3個
(20g)…5.1g

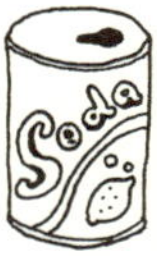

清涼飲料水
炭酸飲料水
(100ml)…10g

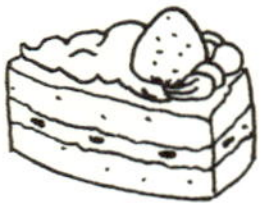

ショートケーキ1個
(100g)…30g

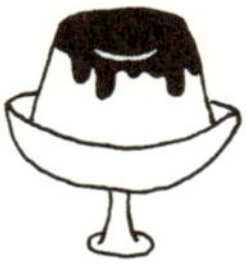

プリン1個
(60g)…11g

シュークリーム1個
(60g)…8g

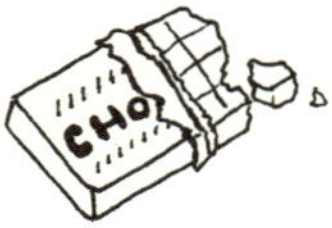

チョコレート½枚
(45g)…24g

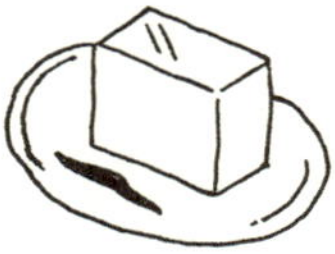

ヨウカン1切
(50g)…30g

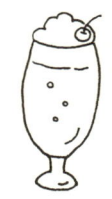

クリームソーダ
1杯…26g

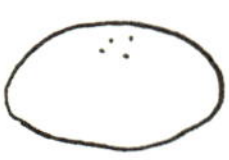

アンパンや
クリームパン1個
…26g

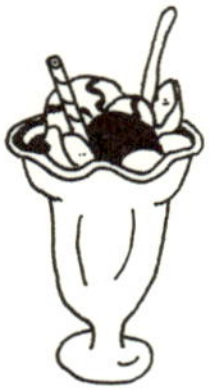

チョコレートパフェ
1杯…28g

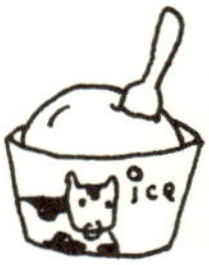

アイスクリーム
(100g)…20g

また、砂糖はお菓子や飲みもの以外にいろいろな料理にも使われています。子ども達に、朝から晩まで甘いジュースや清涼飲料水、お菓子をたくさん与える今の食生活で、七〇グラム以下に抑えるのがいかに大変か、お分かりいただけるでしょう。ですから、おやつとは甘いジュースとか菓子だという固定観念を捨てることです。食事で不足する栄養素を補う間食と考えてください。

また、小さい時から甘いものばかり食べさせると味覚が十分発達せず、フランスで言う「味覚の障害者」になってしまいます。その結果、大きくなってからも甘いものが中心の食生活になりがちです。

砂糖も、食べなくてもいいのなら(甘いものが嫌い)それでもいいのです。その代わりになるデンプンを食べるからです。砂糖を食べるのなら、量を制限(大さじ三~四杯)することです。食べても問題を起こさない量の範囲で、クッキーやケーキも楽しめばいいのです。

「でも、一日三〇~四〇グラムではねえ!」とおっしゃる方が多いのですが、料理には砂糖を使わない、甘いクッキーより薄味のクッキーにする、甘いものを食べたら次の日はおせんべいなどと工夫してみてください。結構食べられますよ。

「砂糖はダメ！」と、全然なしをおしつけるのは、かえって良くないでしょう。

私がかつて勤務した短大には付属幼稚園があるのですが、当時私はそこの園長もかねていました。食事に気をつける家の子どもで、砂糖をほとんど食べさせてもらえないユキ君がいました。ある時、お弁当を食べていたら、隣の子どもが卵焼きを落としました。砂糖を食べていないユキ君は、大急ぎでこの落ちた卵焼きをひろって口に入れ、飲み込んでしまいました。

この後、お母さんとよく話し合って、ユキ君に甘いものを少しは与えてもらうことにしました。

4章

和食中心の食事で子どもの心と体を健康に育てる

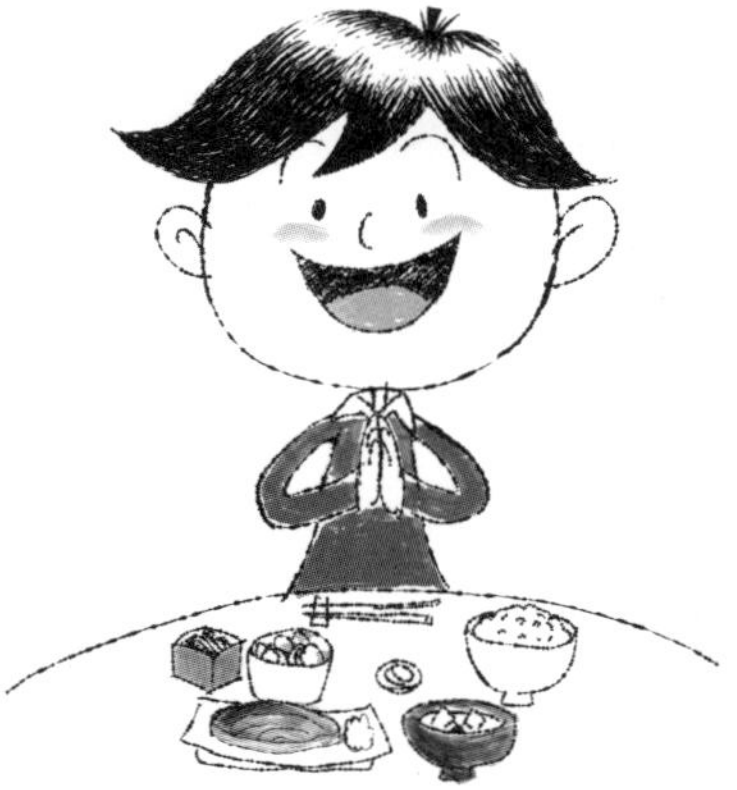

日本型食生活のススメ

人間は地球上のあちこちに住みつき、その地で得られる種々の食べものによって命を永らえさせてきました。長い間食物を手に入れるのは、自分達の足に頼るほかありませんでした。こうして手に入れた食べものにより、体型、消化吸収のあり方、皮膚や髪の色などが決まったのです。

また、その地で得られる食べものは、その地に暮らす人達に最も適した内容となるように工夫が凝らされました。つまりその地で得られる食べものを食べておれば、健康に生きられる内容となったのです。

わが国の米の生産は、縄文時代にはすでに始まっていたそうです。米は雨の多いこの国の気候によく合った作物で、収穫量が多く味の良いすぐれたものです。また、米の栄養価ですが、白米でも良質なたんぱく質が約六・八パーセントも含まれ、たんぱく質の質の良さを決めるアミノ酸スコアは、穀類の中では日本そばと並び、六五という最も高い数値を示しています。さらにミネラル類として、カルシウム、リン、鉄、ナトリウム、ビタミン類はB_1、B_2、ナイアシンなどが含まれています。

この米を主食に、野菜類、豆類、魚介類、海藻類などを組み合わせ、日本独特の食文化を作り上げました。江戸時代後半には日本型食生活の基盤が完成しました。その内容ですが、米を主食とし、多くの食品を組み合わせたもので、栄養摂取上バランスが取れており、カロリーも少なく、現代で言うところのファイトケミカルなどの多い、体と脳を健全に守ることのできるものとなっていたのです。

一時、米＝ごはんは太ると言われましたが、そうではありません。食パンの二倍の水分を含むごはんは、脂肪分が少ないということもあり、同じ一〇〇グラムの持つカロリーはパン二六四キロカロリーに対し、ごはんは一四八キロカロリーなのです。肥満、糖尿病などの方のダイエットに向いています。

一九七七年アメリカの国民栄養特別委員会のマクガバン・レポート（166ページ参照）は、増加する生活習慣病のがん、心臓病、肥満などを減らすために、肉と砂糖を大幅に減らし、穀類と青野菜をとるように警告しました。

米を主食とし、野菜、魚介類の多い食生活が欧米風に変化し始めた一九六〇年代から、日本でも生活習慣病が増加し始めました。現在の国民総医療費は三一兆円と言われます。こうした状況を改善するには、まず食生活内容を日本型食生活に変えることが必要です。

食生活を変えることは、この国の食料自給率のアップにもつながります。地球が養えるノーマルの人口は八〇億人と言われますが、現在もこの数字に向かい刻々と人口は増加しています。日本のカロリーベースでの食料自給率は、四〇パーセントしかありません。こんな先進国はないのです。どの国もいずれ食料が逼迫することを想定し、自給率の増加に努めています。いつまでも輸入に頼る食生活は続かないのです。

日本は、幸い比較的温暖な気候に恵まれ、作物がよく育つ国です。心身の健康の保持・増進と自給率アップのために、ぜひもっと日本型食生活をすすめたいものです。

旬を食べる・旬を教える

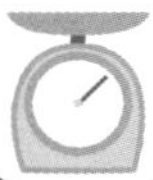

前の章で、野菜に含まれているビタミンやミネラルが激減しているというお話をしましたが、それを少しでも補うためには、できるだけ旬の食材を選ぶといいのです。

「旬」という言葉を辞書で引いてみると、「魚介類・野菜などの、味の良い食べ頃の時期。出盛りの時期」（『大辞林』三省堂）となっています。

出盛りの時期は、野菜も魚介類も成熟しきって、体に栄養素をたっぷり蓄え、子孫を残す準備をしている時ですから、味が最も良くなるわけです。したがって、旬のものを食べれば、当然、季節はずれのものより多くの栄養素をとることができます。

また、旬の時は作物も良く育って、収穫もいちばん多い時ですから、値段も安くなります。それに、人工的に季節はずれの作物を作るよりも、農薬もうんと少なくてすみます。つまり、「うまい、安い、安心」というわけで、これを利用しない手はありません。わざわざ季節はずれの、栄養素のあまりない、高価なものを選んで食べるなどということはやめましょう。

しかし、旬と言われても、最近は、トマトもキュウリも年中出回っていますので、何が旬のものなのか分からない人も少なくないと思います。

でも、スーパーや八百屋で、ちょっと気をつけてみれば、「これが旬だな」というものが分かります。キュウリ、トマト、ナスなどがたくさん見られるのはやはり夏ですし、サツマイモ、サトイモ、ネギ、ハクサイ、コマツナなどが多くなるのは、やはり風が少し冷たくなってからですね。

果物一つとってみても、春になればイチゴやグレープフルーツなどがおいしくなり、夏はスイカやメロンやモモ、秋はナシやブドウ、冬はリンゴとミカンといった具合に、四季折々においしい果物が変わって、次々と出回ってくることは、自然の恵みとすばらしさを実感させてくれます。子ども達に、ぜひこういった旬のことを教えてあげてください。このようなことから、家庭での食育を始めていただければと思います。
参考までに、旬の例をいくつかあげておきましょう。

【魚介類】

①春から夏にかけて

アマダイ、ニシン、ブリ、カツオ、カニ類、キス、トビウオ、マガレイ、マス、イサキ、マアジ、マイワシ、マグロ、マダイなど。

②夏から秋にかけて

アユ、カイバシラ、シタビラメ、スルメイカ、モンゴウイカ、ウナギ、マカジキなど。

③秋から冬にかけて

アサリ、イボダイ、カマス、サンマ、芝エビ、カキ、タコ、タチウオ、ハマグリ、ワカサギ、アナゴ、サケ、サバなど。

④冬から春にかけて

コノシロ、スケソウダラ、スズキ、大正エビ、ヒラメ、マダラ、サヨリ、サワラ、シジミなど。

【野菜・果物類】

①春から夏にかけて

イチゴ、キャベツ、セロリ、根ミツバ、グレープフルーツ、夏ミカン、タケノコ、フキ、アスパラガス、グリーンピース、サヤエンドウ、ジャガイモ、ソラマメ、タマネギ、プリンスメロン、ウメなど。

②夏から秋にかけて

カボチャ、キュウリ、サヤインゲン、トマト、ピーマン、エダマメ、スイカ、トウモロコシ、ナス、モモ、レタス、ナシ、ブドウなど。

③秋から冬にかけて

サツマイモ、サトイモ、ニンジン、カキ、カブ、ゴボウ、リンゴ、カリフラワー、ダイコン、ネギ、ブロッコリー、ホウレンソウ、ミカン、コマツナ、シュンギク、ハクサイなど。

④冬から春にかけて

カラシナ、キョウナ、シイタケなど。

市場やスーパーなどで買い物をする時は、できるだけ店先に多く見かけるものを選ぶようにしましょう。

そして、それをできるだけ頭の先からしっぽまで、全部食べる工夫をしましょう。そうすることによって、その食材のすべての栄養素を利用できます。たとえばダイコンですが、あれは根の部分よりも葉の部分の方がカルシウム、鉄などのミネラル類、カロテン、ビタミンB群、Cなどのビタミン類などの栄養素は圧倒的に多いのです。冬のわが家の定番常備菜は、このダイコン葉をさっとゆでてきざみ、チリメンジャコを加えて油炒めしたものです。味つけは薄いしょうゆ味です。ぜひお試しください。

食物繊維の摂取を増やそう

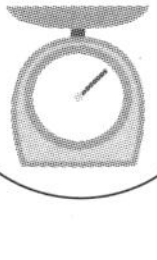

前章でも述べましたが、現在は食物繊維の効用が発見され、現代人の健康には不

可欠なものになりました。

食物繊維の効用は便秘の予防、大腸がんの予防、高血圧、動脈硬化、糖尿病、肥満の予防、といろいろです。さらに、食物繊維には、腸内で有害物質を吸着して、便と一緒に体外に排泄してしまうという大事な働きもあります。これは、食物繊維に腸イオン交換機能があり、それによって有害物を吸着するからです。

現在、農薬や食品添加物などの有害な物質は数多く食べものに入っています。それらを、日常の食生活からすべて排除することは、もはや不可能な状態です。ですから、有害物質をできるだけ摂取しないようにすることは当然ですが、体の中に入れてしまった有害物質を、いかに排泄するかを考えることも大切です。そして、それには食物繊維が効果的なのです。

私達は、食物繊維が食用タール色素障害を阻止する効果があることを、ラットを使った実験で証明しました。ラットを二グループに分けて、一つのグループには餌の中に米ぬかの食物繊維五パーセントと食用タール色素五パーセントを混ぜたものを与えました。もう一つのグループは、餌に食用タール色素五パーセントを混ぜたものだけでした。

それぞれ二グループのラットを一八か月間飼育して、成長度合や生存率を比較したところ、食物繊維を摂取したグループの生存率は、色素のみのグループに比べて上回っていました。

また、実験開始後、最初の四週間における体重増加を比較すると、色素のみを与えたグループは成長遅延が著しいものがありました。それに対して、食物繊維を一緒に与えたグループは成長遅延が回復し、さらに体重の増加を示しました。

このような実験結果から、食物繊維には有害な化学物質を体外に排泄し、その悪影響を少なくする効果があることが明らかになりました。

ですから、インスタント食品や加工食品をよく食べる人には、食物繊維をたくさんとることをおすすめします。そして子どもにも、ふだんから食物繊維の多い食べものを食べさせるようにしましょう。

朝食は脳のエネルギー源

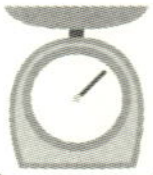

実は、人間の脳はものすごい大食漢なのです。人間の脳は体重の二パーセントの重さしかないのに、人間が一日に使うエネルギーの二〇パーセントも使うからです。

体は、寝ている時はあまりエネルギーを使いませんが、脳は、睡眠中でも起きている時と同じくらいエネルギーを使っています。ですから、一日中、絶え間なくエネルギーを補給しなくてはならないのです。たとえば、夜の七時に夕食を食べて、午後一〇時に寝たとします。そして、翌日の朝七時に起きたとすると、この間の脳のエネルギー消費量は約二四〇キロカロリーで、ブドウ糖にすると約六〇グラムです。

体は、たんぱく質や脂肪もエネルギーにすることができますが、脳がエネルギーにすることができるのはブドウ糖だけなのです。頼りは、夕食の時に食べた穀物類やイモ類、砂糖などの糖質です。それは朝までには使いきってしまいます。

そこで、朝食で足りなくなったエネルギーを補給するのです。朝食を食べないでいると、肝臓や筋肉のグリコーゲンから少しはブドウ糖を作ろうとしますが、それだけではとても足りません。ですから、脳をいきいき働かせるためには、どうしても朝食が必要なのです。

学生達を朝食欠食グループと食べたグループに分けて、簡単な書き取りテストや計算などをやってもらうと、どの場合も「食べたグループ」の方が正解率が高くなりました。ケアレスミスも、「食べたグループ」の方が少ない結果となっています。

アメリカやスウェーデンの調査でも、朝食を食べている子どもは、食べない子どもや、ほんの少しだけ食べるといった子どもに比べて、理解度が高いという結果が出ています。

それに、朝食を食べると体温が上昇し、脳の温度も高めて、脳の働きを活発にすると言われています。ですから、「ほしくない。寝ていた方がいい」ということにならないようにする必要があります。

ところが最近、子ども達の欠食、特に朝食を食べない子ども達が増えました。夜遅くまで起きていて、あれこれ口に運んでいると、胸がむかむかして朝は食べたくない、ということになります。でも、夜から朝にかけては、最も長く脳のエネルギー補給がとだえるのです。朝食を食べないでお昼頃まで補給しないでいると、一二時間近くエネルギーが補給されない状態が続き、ボーッとする、いらいらする、ちょっとのことでカッとなる、体がだるい、などの問題が起きやすくなります。

こうなると、授業内容を理解するなどとても無理なこと。じっと座るなど耐えられないで、歩き回る、床に寝ころぶ、奇声をあげる、などが多くなります。こうした状態に対しては、「叱る、従わせるように強制する、どなる」などは、まったく効果がありません。まず、きちんと食べさせることが最優先で、そのあとで、ゆっくり話を聞くという手順を踏むことが必要です。

Jリーグの横浜F・マリノスのコーチ・池田誠剛氏が雑誌でこんなことを言っていました。

「毎年一年の三分の一をケガなどで休む選手は、とにかく食が細い。試合のある日でも、ない日でも、いつも同じ時間に起きてきて、朝食をバランス良くしっかり食べる選手は決まっていて、そういう選手のケガの発生率はチームでも一番下。これははっきりしています」

つまり、サッカーでも真の一流選手は、朝食の大切さを知っているのです。朝食をきちんと食べるためには、夕食は遅くても七時頃には食べさせてください。そして、朝は少し早めに起こして、ゆとりをもって食べさせるようにしてほしいものです。

それから、一日三食というのも大事なことです。午前一一時頃、朝昼兼用と言ってたくさん食べ、次は夕食、というような食べ方は良くないのです。

一度にとりすぎた分はブドウ糖やグリコーゲンだけでなく、皮下脂肪になってしまいます。この脂肪は、脳のエネルギーには使えません。ですから、三食いずれも、ほどほどに満足できる量という内容にすることが大事なのです。

「かむ」ことで脳が育つ

最近、お母さん達から受ける質問で多いのが、「うちの子どもは、ほとんどかまないのですが、どうしたらいいでしょうか？」というものです。

かまないというか、かめないのは、食べものをかむという経験がないからです。つまり、お母さん方が、赤ん坊の時から、かまなくても食べられるものしか与えてこなかったところに原因があります。根気よく、徐々にかめるようにしてほしいと思います。

硬いもの、特に根菜のような硬い野菜には、現代型栄養失調を防ぐビタミンやミネラル、食物繊維が多く含まれています。頭も体もいきいきとさせるためには、ぜひ硬いものをかむ力を身につけさせてください。

脳に送られる刺激の五〇パーセントは「かむ」ことにより、残り五〇パーセントは手足を動かすことによって与えられています。だから「よくかむ」ということは、脳に刺激を与え、脳を発達させることと関連しているのです。

鹿児島大学歯学部でネズミを使って行った実験ですが、軟らかい餌を食べさせて育てたネズミと硬い餌で育てたネズミには、知能に大きな差が出たのです。硬いものを食べたネズミは、かむことで脳に刺激をしっかり与えたせいで、軟らかいものを食べたネズミよりすぐれた知能を持つようになっていました。

また、「かむ」ことにより、唾液の分泌も良くなります。唾液には発がん物質の力を弱める働きがあることも分かってきました。農薬や添加物に含まれる化学物質など、食品の中にも発がん物質が増える傾向にあります。ですから、ゆっくりかんで、唾液をたくさん出して食べものとしっかり混ぜるという食べ方ががんの予防にもつながるのです。

また、ゆっくりかんでいると、量を食べなくても空腹感が満たされ、肥満の防止に役立ちます。ゆっくり楽しく食べると、消化液も良く分泌されて、栄養素の吸収も非常に良くなります。家族との心のふれあいもできますから、いいことばかりです。

しかし、今の子ども達は、ほとんどかまないで食べものを飲み込んでいます。それで、流し込むための飲みものが必要になっています。給食でも、硬い食べもの、たとえばキンピラ、ヒジキの煮物などは、残食が多いのです。

これは、離乳食にいつまでも「軟らかい食事」を与え続けたことが関連しています。歯ぐきの下に硬い歯が作られていて、歯ぐきでかめるようになっても、スプーンですくって「つるり」と飲み込めるようなものが与えられすぎています。これが離乳後も続き、ハンバーグ、カレーライス、ポテトサラダ、オムレツ、コロッケのような、あまりかまなくていいものばかりを食べ続けるようになります。

そうすると、あごも発達しなくなります。以前はあごのしっかり張った人が多かったのですが、最近は、あごが細い子どもがほとんどです。よくかまないからです。あごが細くなると、歯がきちんと並ばなくなって、八重歯になったり、歯が前後にずれて生えてしまいます。そうするとかみ合わせが悪くなり、ますます「かむ」のをいやがるという悪循環になるのです。

どうすればいいかということなのですが、食事の中にキンピラやイモの煮っころがし、ヒジキの煮物、骨まで食べられる小魚、煮豆など、「かまないと食べられないもの」を増やすことです。おやつは、おせんべい、かりんとう、スルメやコンブ、豆類などをできるだけ与えるようにします。

食品の化学物質が子どもの脳をおかしくする

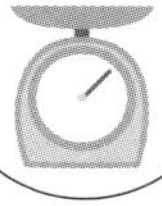

体はもちろん、心も健康な子どもに育てるにはどうしたらいいでしょうか。

今までお話ししてきたように、心も体も健康であるためには、脳がいきいき働いていなければなりません。脳がいきいき働くためには、脳を動かす栄養素が必要になります。

すでに述べましたが、たとえばビタミンB_1が不足すると、脳の働きが鈍ったり、集中力に欠けたり、すぐにカッとなるようになります。

また、食品中の化学物質である添加物や農薬も、脳がいきいきと働くのを妨げることが分かっています。

一九七七年、アメリカ上院の「栄養と人間ニーズ特別委員会」は、食事内容と強く関連する生活習慣病対策のために、「アメリカの食事目標」と題する報告書を作成しました。この反響があまりにも大きかったので、内容をさらに充実させた改訂版を作りました。これは当時特別委員会委員長であったJ・マクガバン上院議員の名をとり、「マクガバン・レポート」と言われています。このレポートは次のように述べています。

「現在あまりにも多い添加物などのケミカル（化学物質）、脳の栄養バランスを崩すような加工食品の急増、また食品の過度な加工によるビタミン、ミネラルの不足、こうしたさまざまな現代社会に特有の食品環境は、子どもの頭脳と心の働きを崩すことが明白となった。現代の社会では、間違った食事によって、子ども達の心まで狂わされている。しかし食事内容の改善は、子どもの心を健康に導くことができるし、その方法も分かってきている」

つまり、子どもの脳と心の正常な発達を妨げるのは、食品添加物などの化学物質、栄養素のバランスのとれていない食事、並びにビタミン・ミネラルの不足した加工食品であるということなのです。

このレポートを受けて、ニューヨーク市学区では、七九年から四年かけて学校内のカフェテリアが購入する食品を変えたのです。それまでは動物性脂肪と砂糖、添加物の多いハンバーガー、ホットドッグ、ポテトチップス、チョコレート・バー、コーラなどといった内容でした。これらから動物性脂肪を減らし、砂糖は含有率一一パーセントまでとし、さらに合成着色料と保存料（酸化防止剤）を含む食品の購入をやめました。その結果、子ども達の標準学力テストの平均点は大幅にアップしたのです。子ども達の集中力、落ち着き、理解力が増したということでしょう。

わが国の学校給食の現場では、栄養士や調理師の方々が、十分とは言えない食材費と環境の中で、何とか子ども達においしくて健康に良く安全な内容の食事を食べさせようと努力されています。しかし地元産の食材すら満足に購入できなかったり、その他に、多くの問題があります。国や自治体で、早急に改善してほしいと思います。

最近、幼稚園や小学校の先生方から、気になる子どもの状態として、アトピーと並んで、落ち着きがなく動き回ったり、いらいらしている子どもが増えている、という声を聞くことが多くなりました。じっと座っていることができず、先生の話を最後まで聞けない。すぐ立ち上がってウロウロする。集団行動ができない。よく教室を抜け出す。ささいなことで怒り出す。突然、奇声をあげる——というものです。

このような子どもは、以前は家庭でのしつけが悪いからだと思われていたものですが、最近、これはしつけだけの問題ではないということが分かってきました。

このような子どもは、知能が劣っているわけではないのですが、一般に集中力がなくて成績が悪いのです。そこで、これはどうも脳に何か障害が起きているせいではないかと言われるようになり、アメリカでは、こういう子ども達を「ＡＤＨＤ（注意欠陥・多動性障害）」と言うようになりました。

このＡＤＨＤの特徴は、成長期にあらわれる注意集中困難、衝動行為、多動（落ち着きがなく、いつもいらいらして、動きまわる）の三つとされています。アメリカでは、このような子どもが、小学生で一〇パーセントもいるという報告があります。

一九七三年、サンフランシスコの免疫学者、B・ファインゴールド博士は、「暴れる、いらいらする、勉強が嫌いという状態は、食事に含まれる合成添加物が原因」というレポートを発表しました。

その「いらつく」行動には次のようなものがあります。落ち着きがない、いつも体を動かしている、やたらに貧乏ゆすりをする、人や物にさわりたがる、気が短い、衝動的行動が多い、暴れることが多い、人が遊んでいるのを邪魔する、友達ができない、集中できない、勉強ができないなどです。当時欧米ではこのような子ども達の行動をハイパーアクティビティと呼び、これといった治療法がなく対応に苦慮していましたから、このレポートは大きな注目を浴びました。ファインゴールド博士は合成着色料、酸化防止剤（BHT・BHA＝いずれも油脂に多く使われる）を使用した加工食品およびサリチル酸を含有する野菜や果物を食べさせない食事指導で、子ども達の「いらつく」行動を五〇パーセント以上改善することに成功しました。現在も、「ファインゴールド協会」は食事指導の内容をより効果的なものに変えて、全米で活躍しています。

一九七〇年以降、脳を発達させ脳細胞を活発に働かせるためには、十分な栄養素の摂取と食品中の化学物質の除去が必要であるという多くの調査や実験報告がなされています。

アメリカのウェイス博士は、「栄養と心のあり方には大きな関連があり、食品中の化学物質は子どもの心をおかしくする」と発表しました。マクガバン・レポートの作成に携わったブラウン博士は、「いらいらして落ち着きがなく、すぐカッとして異常行動を起こす子どもは、食品添加物の摂取が多く、そのうえビタミン、ミネラルの不足があり、これを改善することによって、子ども達はわずか二、三か月で、信じられないほどの正常さを取り戻した」と報告しています。

一九八〇年代に、カリフォルニア州立大学スタニスラウス校の社会学者S・ショーエントラー博士は、少年犯罪と食生活との関連について調査・実験を行い、驚くべき結果を報告しています。

まず、バージニア州の少年院に収容されている三〇〇人余の少年の食事を調べ、その食事内容を変えたのです。たとえば、それまで飲んでいた砂糖や添加物の多い炭酸飲料水を果汁一〇〇パーセントのものに変え、同じくデザートも砂糖や脂肪、添加物の多いものを、新鮮な果物、ナッツ、チーズなどにしたのです。その結果、少年院内での暴力、けんか、いじめ、看守への反抗などの発生が四八パーセント以上も減少しました。そこでさらにカリフォルニア州、ワシントンDCなどの一二の少年院の八〇〇〇人余の食事も変え、同じく四七パーセントの改善結果を得ました。これは、食事内容と問題行動が関連するということを実証した大規模な調査結果として注目をあびました。この結果から、脳がいきいき働くにはどのような栄養素が必要かというデータも得られたのです。

ここで、じっとしていられない子どもの食生活について、実例をあげてみましょう。

小学四年生のA君とB君は、教室で一〇分も座っていられない、人の話が聞けない、いつも体がだるいと訴える、教室を出てはふらふら歩くということをくり返していました。二人とも、無理にじっとさせると、かんしゃくを起こすのが常でした。

この二人は兄弟ではありません。しかしある日の二人の食事内容を調べますと、とてもよく似た内容となっていました。

●A君

朝　なし

昼　給食の場合は、嫌いな野菜、魚は食べない。ハンバーグなどの好きなものは、人の分まで取って食べる。

間食　ジュース二本、ポテトチップス一袋、チューインガム、インスタントラーメン二個。

夜　ハンバーグ一個だけ。

●B君

朝　食パン二分の一枚。

昼　給食。嫌いな野菜、魚は食べない。

間食　ジュース三本、アイスクリーム一個、インスタントラーメン二個。

夜　カレーライスだけ。

二人とも同じような内容で、間食が多く、まともに食事をしていません。これでは摂取する栄養素もかたよります。おまけに食品添加物などが多いと思われる加工食品をとりすぎています。心と体に問題が起きるのも、当然なのです。

こうした子ども達に、これまで大人は、「何やってるの。しっかりしなさい」「静かにしなさい」「ちゃんと言うことを聞きなさい」などと言ってきたはずです。

しかし、食生活に問題があって、心と体が満たされないために起こしている行動に対して、このように言葉で叱っても、何も問題は解決しません。何よりもまず、この子ども達の食事の内容を変えることです。食を満たせば、子どもは変わってきます。「そんな食べもので変わるなんて?」ではなく、とにかくやってみていただきたいのです。

確かに、私達の周りにある加工食品は、添加物だらけのものが多くなっています。特に子どもが間食やおやつで好んで食べるスナック菓子などの中には、着色料で舌が染まってしまうようなものもあります。添加物は発がんや肝臓病の原因になることも多いので、できるだけ手作りにするか、買う場合は添加物の表示をよく見てください。

アメリカで最初に報告されたＡＤＨＤ（注意欠陥・多動性障害）も、妊娠中に有害な化学物質を摂取したことが原因ではないかと言われています。これは、脳内の神経伝達物質の異常による神経性疾患の一種だと言われています。

アメリカでは現在二〇〇万人以上の子どもがＡＤＨＤと診断され、一〇〇万人以上の子どもが、ＡＤＨＤの治療薬である塩酸メチルフェニデート（商品名・リタリン）を常用しているそうです。

日本では、このＡＤＨＤに対する認識がまだ不足しており、あまり理解されていないようです。これは医療の現場でもそうです。学校で落ち着きがない、人の話を聞けないなどのことで教師に注意されることが多い、こんな生徒はＡＤＨＤである可能性が考えられます。

最近、やっとわが国でも、ＡＤＨＤの専門病院が開設されました。東京都武蔵野市の「司馬クリニック」です。司馬理英子院長の著書『のび太・ジャイアン症候群』（主婦の友社）に、このＡＤＨＤが詳しく解説されています。

ＡＤＨＤには、次のような症状が見られると言われています。それぞれ三つ以上（多動の場合には二つ以上）当てはまるようでしたら要注意です。

集中困難――①始めたことを最後までやり遂げることがむずかしい。②人の話を聞いていないように見えることが多い。③すぐに注意がそれる。④注意を集中しなくてはならない勉強などに集中できない。⑤遊びに熱中できない。

衝動性――①考えるより先に行動を起こす。②次から次へと行動が移る。③

まとまった仕事ができない。④片時も目が離せない。⑤教室などで大声で叫ぶ。⑥ゲームやグループで順番が待てない。

多動――①異常に走りまわったり登ったりする。②静かに座っていられないで、いつもソワソワしている。③睡眠中も動きまわる。④いつも体を動かしている。

もし、こういう状態に当てはまるようでしたら、食事を振り返ってみてください。そして、添加物などの化学物質が入った加工食品を避け、できるだけ自然の素材から手作りした食事にすることです。また、必要に応じて専門医の診療を受けられることをおすすめします。

さて、人間が食べたり飲んだりするものに含まれている食品添加物などの化学物質が脳の働きを妨げることは分かったのですが、なぜそういうことが起こるのかという詳しい仕組みについては、まだよく分かっていません。

ファインゴールド博士は、化学物質が「極微脳機能障害」を起こすと説明していますが、この食べものと異常行動との関連については、今後明確にされていくはずです。

こうした多くの研究報告から言えることは、人間の心を正常に保つためには、とにかく化学物質をできるだけ体内に入れないようにすることです。

ところが、現在の食生活には、それがたいへん困難な現実があります。手軽、便利ということが、あまりにもてはやされ、そういう食を求めたばかりに、多くの化学物質を体内に放り込むことになってしまいました。そして、この流れはもはや個人の努力だけでは解決できないほどの大きな力によって支配されるようになっています。政治や企業の力、その他です。

しかし、だからと言ってほうっておくわけにはいきません。それでは、子どもが、また大人も不安定な精神状態で生きなければならなくなります。

まず何よりも、栄養素のバランスのとれていない食事と食品添加物などの化学物質が、体ばかりではなく心をも不健康にするのだという事実を、できるだけ多くの人が知ることが必要だと思います。

食生活の変化とともに、心の不安定から生じる病的な実態についての報告が増えてきました。それは、特に子どもにはっきりした形であらわれています。その理由は、問題の多い食生活の影響は、大人より子どもの方が受けやすいからです。

いらいら、いじめ、不登校、拒食症、過食症、ＡＤＨＤなどは、いずれも食事内容に大きな問題があり、教育としつけだけでは解決できないことを理解してほしいのです。子ども達の食べているものに目を向けることで、初めてこうした問題についても解決の道が開かれ、明らかにされていくと思います。

食品添加物は表示でチェック

食品添加物とは、食品衛生法で「食品の製造の過程において又は商品の加工若くは保存の目的で、食品に添加、混和、浸潤、その他の方法によって使用する物をいう」と規定されています。

日本では現在、化学合成添加物が三四五種類、天然添加物が四八八種類許可されています。これらの添加物が食品に添加される場合は、原則としてすべて表示する必要があります。

これらの添加物は、農産物などの食料品の輸入が増えるにしたがって、徐々に規制がゆるくなるという経過をたどってきました。特に、アメリカとの貿易摩擦を解消するために、アメリカの農産物を輸入する必要に迫られ、規制を緩和せざるを得ないという背景があるのです。

添加物は分かりやすい簡略名や類別名で表示されたり（アスコルビン酸ナトリウムをビタミンC）、用途名（甘味料、着色料など）で示したり、同じような用途の成分は、まとめた用途名（酸味料、乳化剤）で表すことがあります。

表示しなくていいのは加工助剤（加工する時に使われるが、食品にほとんど残らないもの）、キャリーオーバー（原料には含まれるが、食品にはごく微量しか残らないもの）、少包装食品、バラ売り食品（いずれも表示面積が小さく、表示が困難なもの）です。

これらの添加物は、厚生労働省の許可を得るためには、食べて害のないことを証明しなければなりません。それを証明するためには、人体実験はできないので、動物などを使うことになります。そうした動物のデータが、そのまま人間に当てはまるのかという問題があります。現在までに許可された添加物の中には、発がん性、催奇形性（奇形の発生をうながす性質）、肝機能障害などの疑いがあるものも出てきています。

合成添加物は、一般に大量に作られる加工食品によく使われます。経費が安く、それらしいものを作るのに適しているからです。

これらの添加物を、私達は毎日どのくらい食べているでしょうか。一日の量にして一〇グラム、種類は約六〇種類とも言われています。そうすると、一年では約四キログラムにもなってしまいます。化学物質をこんなに大量に食べていれば、とりわけ子どもに悪い影響が出るのは、不思議ではありません。

食品を買う際は、添加物の表示をよく見て買うことにしましょう。ハムやソーセージにも無添加や添加物の少ないものがありますし、ゴボウ、サトイモ、レンコンなどは皮をむいて漂白したものではなく、安心して食べられる皮つきのものを選ぶことにしましょう。

添加物の化学物質が、脳、ひいては心の健康、特に子どもの心の健康に大きな悪影響を与えることは、くり返し説明しました。添加物の摂取量を少なくするために、これからは、食事はできるだけ自然の食材から作るようにしてください。

それから、食品の表示をよく見て、少しでも添加物の少ないものを選ぶという習慣をつけてください。

遺伝子組み換え食品はアブナイ

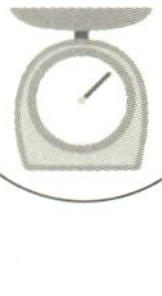

最近、豆腐や納豆に、「この商品には遺伝子組み換え大豆は使っていません」という表示を見かけますね。

遺伝子組み換え食品を消費者がどう受け取っているのかを調べてみますと、「遺伝子組み換え食品がどういうもので、どういう問題があるのかはよく分からないけれど、不安だから買わない」と言われる方が多いのです。

ある作物に他の生物の遺伝子を組み込み、害虫や農薬に強くしたり、栄養素を増やしたりしたものが遺伝子組み換え作物で、この作物を原料にして作られたのが遺伝子組み換え食品です。

近縁種（種類が似た作物）同士を交配して品種改良したものは、これまでもたくさん作られていて問題はないのですが（小さくて酸っぱいリンゴを大きく甘くするなど）、遺伝子組み換え作物というのは、種類の違う生き物、微生物と農作物などの間で遺伝子を入れ替えているのです。

このように生物の間で異種の遺伝子が入れ換えられることは、自然界では絶対にありません。こうした遺伝子の組み換えから、性質の分からない生物が生まれる可能性もあり、それが農薬や害虫に強く繁殖力の旺盛なものだったら、地球上にどんどん広がり、生態系がこわされてしまいます。

またこうした食品を食べると、アレルギーを起こしたり、がんや奇形を引き起こす可能性があるとも言われています。

数年前、イギリスで大きな問題が起こりました。リバプール大学のＶ・ハワード博士など一三か国、二〇人の研究者が、「害虫を寄せつけないように遺伝子を組み換えたジャガイモなどは人体に有害なので、これらの作物は五年間開発を凍結すべきである」と発表したのです。この発表により、消費者の間に不安が広がり、ブレア首相はその対応に追われました。

では、どのような遺伝子組み換え作物が日本の市場に流通しているのでしょうか。二〇〇四年三月三日現在で、六種類五七品目の作物、たとえば大豆、トウモロコシ、ジャガイモ、ナタネなどがあります。遺伝子組み換え作物であるかどうかは、外見からは分かりません。遺伝子組み換え作物を使っていない食品の見分け方としては、「有機」と表示してあるものを購入すればいいでしょう。

また、食品メーカーは消費者の意向を受けて、逆表示の「遺伝子組み換え作物を使用していません」という表示をすることが多くなりました。これも参考にしてください。ただ、アメリカからの輸入食品には、遺伝子を組み換えた作物を使用していることが多くなっているので注意しましょう。

厚生省（当時）は、九六年に初めて遺伝子組み換え食品の安全性を確認し、ジャガイモなど七作物を市場に流通させましたが、二〇〇一年には組み換え食品に対し表示を義務づけることになりました。これにしたがって、二〇〇〇年四月、食品衛生法に基づく国の安全審査を義務づけることが決まりました。

五月初めから規格基準を改正して業者に知らせ、新たな遺伝子組み換え食品について、新基準での安全審査を受け付けることになりました。違反すれば業者の責任で回収、破棄しなくてはなりません。

ただ、これは今後新たな遺伝子組み換え食品を市場に流通させる場合のことであって、その時点ですでに流通しているものは、安全なものとして扱われています。そうすると、やはり食品メーカーには、消費者のために「遺伝子組み換え作物を使用していません」という逆表示をしてもらいたいものです。そうした消費者運動の継続が必要だと考えます。

わが国で遺伝子組み換え作物の研究を進めている大手メーカー六社が、二〇〇〇年五月、遺伝子組み換え作物を食品として商品化することを当面見送ることにしたという動きがありました。理由は、日本ではこれらの作物の安全性に対して消費者が不安を感じていることから、商品化しても市場へ受け入れられないからというものです。これは消費者運動の一つの成果でしょう。

しかし、この「当面」というのがいつまでなのか、また日本のように食料自給率が低い食料輸入国では、外国産の組み換え食品の輸入がありうるということは、常に考えておかねばならないと思います。

輸入食品はここが問題

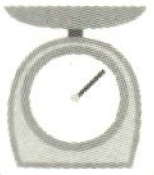

サミット（主要国首脳会議）に参加している国の中で、日本は農作物の自給率が最も低い国です。

減反政策に象徴されるように、日本の農地面積は減る一方で、一九九六年で約五〇〇万ヘクタール。二〇〇三年には四七四万ヘクタールとなっています。約一億二〇〇〇万人の人口にとって一人当たりの農地面積はわずか〇・〇三九五ヘクタールしかありません。これは、欧米諸国の数十分の一程度の数字です。

戦後、日本は農業をある程度切り捨てて、工業国家として進む道を選択しました。これは一九八四年九月、レーガン大統領と中曽根首相が作った日米諮問委員会の最終報告書の中でも明確に示されています。

その内容は、日本は将来、米や麦、牛肉、乳製品などの生産はアメリカにまかせて、国内では果樹、野菜、草花、鶏、豚などを生産するというものだったのです。

そして、工業の発展で経済大国となった日本は、その経済力で外国の食料を買い集め、また、食料生産国も日本に照準を合わせて売り込んでくるようになりました。

こうして、日本は農産物や水産物の大半を海外に依存することになったのです。現在のように輸入できるうちは問題がないように思えるでしょうが、世界情勢や自然環境が激変して、外国から食料が買えないという状況になったらどうするのでしょうか。

現在の日本の食料自給率で生きていけるのは四〇〇〇万人という試算もあります。と言うことは、あとの八〇〇〇万人は餓死しなければならないのでしょうか。それは極端としても、いくらお金があっても、外国が食料を売ってくれないとなると、ほとんどの日本人は飢えに苦しむことになってしまうのです。経済大国と言っていますが、その基盤は実に脆いのです。

それとは別に、輸入農作物にはいろいろな問題があります。日本国内で生産されたものなら、トラック輸送で二日もあれば国内のどこにでも届きます。

ところが、外国産はそうはいきません。生産地から出荷場へ、そこから船や飛行機で日本へ送られ、税関を経て全国の小売店へという長い時間がかかります。その間、しおれず、腐らず、カビないように鮮度を保とうとすると、どうしても薬品を使うことになります。

冷凍したり、冷蔵して運べばいいのですが、それではコストがかかって、値段が高いものになってしまいます。薬品の方が安上がりで、手間もかかりません。そこで、生産国では、遠距離への輸出品には、そのための薬品を使って輸出するということになります。

それを日本の税関で検査するのですが、とにかく人手が足りません。これまで人員強化が図られ、一九九八年五月の時点で二六四人だった食品衛生監視員が、二〇〇四年には二八三人になっています。それでも、輸入されてくる農作物を十分に調べていると言うにはほど遠い状態です。

また、日本の法律では、農作物に対し、二四六品目の農薬が残留しているかどうか調べることになっています（二〇〇五年五月現在）。この調査対象品目も年々多くなってはいますが、厚生労働省が定めた残留農薬基準値は、その値の根拠があいまいで、本当に安全と言えるかどうか疑わしいという批判もあります。

このように、日本に輸入される食品は、空と海の玄関口である空港や港で厚生労働省検疫所食品監視課が抜き取り検査をしてその安全性を確かめていますが、その監視体制は不十分で、多くの食品がフリーパス同然に入ってきています。そのため、これまでさまざまな問題が起こっています。

オーストラリア産の牛肉から、日本では使用が禁止されている農薬が見つかったこともあります。

アメリカ産の豚肉やサクランボ、台湾産の豚肉から抗菌剤が検出されたり、アメリカ産の米からも、残留農薬の基準を上回る農薬が検出されたりしています。

なぜ、こういうことになるかと言うと、農作物に使われる農薬の種類や使用量が日本と他の国とでは違うからです。つまり、諸外国の基準は日本よりゆるやかな場合も多く、そのうえ、前にも言いましたように、生産国から遠く離れた日本まで農作物を運ぶのに長い時間がかかり、その間の鮮度を保つために薬品が使われるからです。

ここで特に問題なのは、日本に輸出するために収穫後もさらに農薬を使っていることで、これをポスト・ハーベスト・アプリケーション（収穫後の使用）と言いますが、一般的にはポスト・ハーベストと言います。

収穫後も薬品を使うと、当然のことですが、収穫前に使うより残留量は多くなります。それでもなお薬品を使うのは、そうしなければ、日本に着くまでに、鮮度が失われたり、変質したりして、売れなくなるからです。つまり、「安全より経済性」が優先されているわけです。

たとえば小麦ですが、外国から注文が入ると、船積みされて送り出されます。日本までだと約一か月かかりますから、この間、船の中で虫がつかないように燻蒸剤や殺虫剤を使っておかないと一定の品質が保てないのです。

ですから、輸入農作物はできるだけ使わないようにしましょう。しかし、ファストフードなどの外食産業には多く使われますので、知らないあいだにとってしまうこともあります。ですから、とってしまってもなるべく体内に吸収されないよう、食物繊維をたくさんとって自衛することも必要なのです。

フード・マイレージって何?

最近食料を話題にする時に、地産地消という言葉がよく使われています。これはその地域で生産したものは、その地域で消費しようという意味です。現在、各地の学校給食などで「なるべく地元産の野菜を使おう」という取り組みがなされているのもこうした試みによるものです。理由は近場で生産されているものについては、「食の安全・安心」を得るためのチェックが比較的簡単にできる、そして生産者が分かっている食べものは安心して食べられるということによります。

日本は四季に恵まれ、多くの食材を収穫することができるにも関わらず、輸入食材は増える一方です。遠路はるばる輸入してくる食材は、誰がどのようにして作ったものかが分かりませんし、また当然ですが新鮮さに欠けます。

こうした輸入食材について分かりやすく比較する方法として、最近、フード・マイレージという言葉が使われるようになりました。これは食料輸入量×生産地から日本までの距離で表されるもので、単位はトン・キロメーターです。たとえば黒マグロ三〇〇〇キログラム（三トン）をアフリカのケープタウンから二万キロかけて運んでくると、フード・マイレージは六万トン・キロメーターになります。つまり、遠いところからたくさん食料を輸入すると、それだけ高い数値になるわけです。二〇〇一年の日本のフード・マイレージの総量は九〇〇〇億トン・キロメーターでした。世界の国々のうち、最も高い数字を示したのが日本で、フランスは日本の約一割になっていました。

食料はお金を払えば輸入できるというものではありません。気象条件・政治的な状況から、ほしくても手に入れられないことがあります。今なお増加を続ける地球の人口を考慮し、どの国も食料自給率を増やそうと努力しています。日本だけ自給率が低いままでいいわけがありません。日本のカロリーベースでの自給率四〇パーセントは、先進国中最低の数字でした。

この国の産物をもっと食卓にのせることにしましょう。

インスタント食品はひと工夫して食べる

現代型栄養失調を防いで心と体をいきいきさせる食事作りは、決して手間のかかる面倒なものではありません。手を抜けるところは抜いて、気軽に作ってください。

以前私達は中学生の食生活の実態調査をしたのですが、そこには、典型的な現代の家庭の食卓があらわれていました。そのような家庭の一週間の夕食のメニューは、カレー、ハンバーグ、焼肉、フライ、から揚げ、スパゲティー、ラーメン……といったもののくり返しで、時々お父さんのための刺身が交じるといったものでした。

しかし、問題はその中身です。インスタントのものを使うことが多くなっているようですが、それなら、ちょっと工夫して、食事内容を充実させていただければと思います。

子ども達が好きなスパゲティーは、できるなら緑黄色野菜や魚介類を使ってもらいたいのですが、それも無理で市販のミートソースなどを使うということもあるでしょう。そんな時でも、ちょっとパセリや青ジソをきざんで入れるといいのです。

カレーも野菜をたくさん入れて作ってほしいのですが、時にはレトルトということもあります。レトルトカレーに改めてニンジンやジャガイモを入れるのが面倒なら、たとえば、ニンニク一片をきざんでさっと炒め、きざんだパセリも入れます。そして、すりおろしたニンジンと一緒にレトルトカレーに入れてください。また、ミックスベジタブルを上手に使うことも考えてください。味が薄くなったら、カレー粉、塩、コショウ、ウスターソースなどで味を調えればいいでしょう。

インスタントラーメンは、カップめんではなく、鍋で煮るタイプを選んでください。鍋に水を入れて沸騰したら、卵一個を割り入れます。それからホウレンソウ、ネギ、ニラ、ワカメなどを適宜、最初は多過ぎないように入れて、その後にラーメンを入れます。これだけでたんぱく質、ビタミン、ミネラル、食物繊維がとれます。ニラが食べられないのであれば、お好み焼きに入れてみてください。そうすると食べやすくなります。

インスタントラーメンの食べ方ということでは、こんな例があります。

ヤスヒコ一四歳。喫煙、飲酒、暴力、ゆすり、いらいら、すぐカッとする、学校へは行くけど教室には入らぬことが多いという少年でした。小柄でやせていて、顔色が悪く、神経質そうに見えました。オートバイに乗って壁にぶつかり、その時ちょっと腕をついただけなのに骨折し、腕をつっていました。「早う治さんと、やられるんじゃ。何を食うたら治るんな？　何でも食うけ、言うてくれー」、彼の第一声でした。

彼の話を聞くと、朝食は欠食、昼食、夕食、間食ではコーラ、清涼飲料水、スナック菓子、インスタントラーメンなどが常食のようでした。最初は、「タバコは止められんのよ。ラーメンもなー、むずかしいで」と言っていましたが、二週間たって、ボクシングの試合を見てから、食事を変える努力を始めました。

「わしみたいにあまり大きゅうにゃー男でも、ボクシングの選手になれるんじゃそうな。昨日はコーラ飲まずに、牛乳飲んだで」と鼻をうごめかせました。私は大げさにほめておきました。

それまで、私がいくらすすめても駄目だったのに、ラーメンに、ネギ、タマネギ、ホウレンソウ、卵などを入れるようになりました。もちろんインスタントラーメンも止めさせればいいのですが、それではヤスヒコがやる気をなくしますので、しばらく様子を見ることにしました。

食事が少しずつ変わり始め、腕も再び自由に使えるようになった頃、彼は口ぐせだった「だるい、疲れた」を言わなくなり、教室で座っていることが多くなりました。あれこれ調理もできるようになったヤスヒコは、父親と二人暮らしの食卓の準備をするようになり、父親との会話が増えました。

人間は一日三回、一生の間何十年も食べ続けます。生存するための行為のうち、こんなに大切なものはありません。食のあり方が、その人間のあり方を作ると言うことができるのではと考えています。

野菜を手軽に食べるために活用したいのが有機の冷凍のミックスベジタブルです。ミックスベジタブルを使った簡単料理としては、まずはオムレツです。溶き卵に大さじ二杯くらいのミックスベジタブルを混ぜて焼くだけです。ネギやニラなどがあったら、それも刻んで入れてください。それだけで栄養価はぐんと高くなります。

ハンバーグを作る時も、ひき肉にミックスベジタブルを混ぜればいいのです。ニンジンやタマネギをすりおろして入れれば、なおいいでしょう。

すべてを手作りするというのは理想ですが、それがむずかしいというのも分かります。できない時には、レトルト食品でもかまいませんから、それをひと工夫することです。

最近、お惣菜を真空パックしたものがあります。サトイモの煮物、レンコンやガンモドキや豆の煮物などが売られています。

サトイモとかレンコンなどの根菜類を調理するのが面倒くさいという場合、そんな真空パックのお惣菜を添加物をチェックして買ってきます。しかし、それだけで食べるのではなく、そのほかに油揚げやコンニャク、カマボコやチクワなども買います。パックからだし汁だけを鍋に入れ、それにしょうゆを加え、味をみて適当な分量の水を加えます。油揚げは油抜きをし、コンニャクは少し水にさらしておきます。だし汁に油揚げ、コンニャク、カマボコなどを入れて煮ます。煮えてきたら、パックのサトイモやレンコンを加えればいいのです。そのほか、ニンジン、ダイコンなどの野菜や、ヒジキなどを入れてもいいでしょう。

これで、中くらいの鍋いっぱいにできます。野菜の煮物はだしをとったりするのが面倒だと思う人でも、このやり方だと簡単にできます。

それから、時間がある時に常備菜を作っておくと重宝しますので、いくつか紹介しましょう。

ニンニクが安い時にいくつか買ってきて、テレビでも見ながらニンニクの皮をむきます。それをビンに三分の一くらい入れ、ヒタヒタになるくらいまでしょうゆを加えます。一週間でニンニクのしょうゆ漬けができ上がります。そのまま食べても、きざんで炒め物に入れてもおいしく、健康にもいいものです。漬け汁のしょうゆはチャーハンなどの調味料になります。

それから、みそに煎り大豆やだしをとったコンブ、干し魚などを入れて砂糖とみりんを加えてとろりと煮たものは、そのままごはんにかけてもお茶漬けにしてもおいしく、さらにはサラダのドレッシング代わりにも使えて、わが家では非常に重宝しています。

ショウガは皮をむいて甘酢に漬けておけば、すぐ使えて、つけあわせに便利ですし、梅干しは細かくきざんでチャーハンやスパゲティーに使います。これはまた、そうめんなどのつゆに入れても、さっぱりしていいものです。

ニンジンをザク切りにして塩を少し入れてゆでて、さましてからビンに入れ、ニンジンの七分目くらいまでハチミツを入れれば、ニンジングラッセができ上がります。

常備菜は食べる食品の数を増やしてくれますし、材料も小魚や豆類、海藻類、野菜を使えば、ビタミンやミネラル、食物繊維などもとることができます。

こういった常備菜のつけあわせを生かして、朝ごはんも少しずつ変えていってください。朝はパンに、子どもは牛乳、大人はコーヒーという人が多いと思います。余裕がある人は、それに卵料理かハム、ソーセージ、それにサラダをつけることでしょう。

しかし、朝はできるだけ〝ごはん食〟にしてほしいのです。その理由は、レタスなどのサラダではビタミンやミネラルが不足するからです。その結果どうなるかは再三述べたとおりです。ごはんとみそ汁を中心として緑黄色野菜をとるように心がけてください。

コンビニ食の賢い利用法

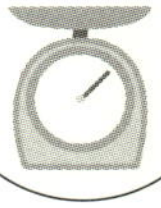

食事はすべて手作りでというのは理想ですが、それができない人もたくさんいます。時間に余裕がない時は、コンビニやスーパーのでき合いのものを上手に利用することも考えてみましょう。

コンビニで弁当を買ってきて、それだけを子どもに食べさせるというのはとてもお勧めできませんが、最近、お惣菜がたくさん出回るようになっています。食品添加物をそれほど使わないものも増えていますので、そういったものを上手に利用するといいでしょう。

野菜の煮物、おひたし、白あえ、キンピラ、海藻などの煮物、高野豆腐など、いろいろな種類のお惣菜が出ていますので、それらを二〜三品買ってきます。そして、ごはんを炊いてみそ汁を作り、魚を焼きます。

ごはんはあらかじめタイマーをセットしておけば自動的に炊きあがります。あとはみそ汁を作って魚を焼くだけですから、それほど面倒なものではありません。

その際みそ汁だけは具だくさんにすることを心がけてください。みそ汁というのはとても応用のきくもので、中に何を入れても合うものです。ですから、野菜、海藻、豆腐、キノコ類、ちょっとあまった肉など、あるものをいろいろ入れましょう。汁を飲むというより、具を食べるという感覚で作ってほしいのです。

それに作りおきの常備菜を添えれば、栄養素の面から見ても食品の数から見ても、十分に満足できる献立になります。

毎日は無理ならば、まずは週に一回、こんなやり方で食事を変えていってください。ほんの少しずつ食習慣を変えていくのです。たとえば、今までコンビニでインスタントのカレーとコーヒーを買って食べていたのなら、コーヒーの代わりに、野菜のお惣菜を買うようにするだけでもいいのです。

健康志向ということで、最近はスーパーやコンビニエンスストアでも、健康食品とか健康補助食品、機能性食品、栄養ドリンクといったものがたくさん売られています。不摂生をしている人や健康に不安のある人は思わず買ってしまいそうな説明がしてありますが、これらを使って本当に健康が回復するのでしょうか。

テレビのコマーシャルを見ると、その食品だけ飲んだり食べたりすれば、健康になり元気になるような錯覚さえ起こしかねないものがありますが、そういった影響で若者達に人気のあるものも少なくありません。

そうした食品をいくつか見ていきましょう。朝食を食べない子どもが多くなり、朝食代わりに簡単にとれるものに、ビタミンとかミネラルを添加したゼリー食品があります。また、栄養バランスをうたったスティック状の食品もあります。

それさえ食べれば食事をとったことになると思われるでしょうが、そうではありません。ビタミン剤と同じように、食事がまずあって、それで足りないものを補うためならいいのですが、それを食事代わりにすることに問題があります。ゼリー食品などを食事の代わりにすると、必ず不足するものが出てきます。必要な栄養素をすべて入れることはできませんので、あくまでも補助として使うことです。

カップラーメンにも、ビタミンとかカルシウムを添加したとうたっている商品が登場しています。しかし、添加されている量をとるためにはスープまで全部飲まなければならないのか、また、吸収がどうなのかということがはっきりしません。カルシウムはビタミンDも足りていないと十分に吸収されないからです。たとえ、全部食べれば記載してある量がとれたとしても、脂質や塩分、添加物を取り入れることになるリスクを考えておかねばなりません。

一〇〇パーセント野菜ジュースは、大変体に良さそうですが、「これを飲んだから野菜は食べなくて良い」と考えないでください。ビタミンやミネラルはともかく、ジュースでは食物繊維が十分にとれません。入っていたとしても水に溶けるタイプの繊維だけなので、質的にも量的にも不十分です。また、どのような野菜を使って、どのようにして作るのかという過程がよく分かりません。皮などをむかないとするなら、農薬や汚れも気になります。作るまでに野菜を保管しておく時間によっては、ビタミンの減少やその他の栄養素が変質している可能性もあります。飲まないよりはましという位置づけであって、野菜ジュースだけで野菜不足を解消することはできないことを覚えておいてください。

ファストフードは、ビタミンやミネラルなどの微量栄養素が不足しています。食品は加工を一回でもすると、微量栄養素が少なくなります。加工が二回、三回と行われるたびに、どんどんなくなってしまうでしょう。

スナック菓子の王様、ポテトチップスは原料がジャガイモなだけに体に良さそうですが、はたしてどうでしょうか。昔はジャガイモを薄切りにして油で揚げていました。ところが、今ではその多くは皮をむいたり薄く切ったりしなくてもいい、ジャガイモデンプンが使われているのです。

ジャガイモデンプンだと、その中にいろいろな添加物を入れることができます。アミノ酸などを入れて、いろいろな味のポテトチップスを作ることができるわけです。レトルト食品やファストフードは加工を何回もくり返していますので、これらを食べ続けていると微量栄養素が足りなくなるのは当然です。

子ども達や若者に人気のハンバーガーの特徴は、脂質が多いことです。脂質の中にはいろいろなものが溶けます。環境汚染の原因となる化学物質も溶け込みます。自分で作ってみればよく分かりますが、ハンバーグは本来あんなに軟らかいものではありません。あの軟らかさは脂質の多さを示しています。

便利だからということと、小人数だからということで、すでに切り分けたカット野菜がコンビニやスーパーに置いてあります。野菜を切れば、切り口から栄養素は破壊されていきます。

トンカツにキャベツはつきものですが、トンカツ屋さんで食べるキャベツは妙にシャキシャキしていることがあります。というのは、千切りにしたキャベツを水にさらしているからです。あらかじめ切っておいて、さらに水にさらせば栄養素は大幅に減少してしまいます。こんなキャベツをたくさん食べたとしても、とれるのはわずかの食物繊維と水だけと言ってもいいでしょう。

野菜は、まるごと買って調理しないと、せっかくの栄養が減ってしまうのです。むずかしいことではありません。やってみましょう。

サプリメントの上手な利用法

サプリメントの歴史が長く、最も多く使われているのはアメリカです。

アメリカでのサプリメントの位置づけは、「サプリメント健康・教育法」という法により、食品と薬の中間的なものとされています。そこでサプリメントの効果についても、メーカーに対し、薬品に関して義務づけられているような科学的データ、検査方法などの情報を提供するよう義務づけられています。さらに食品医薬品局のチェック、その他の機関の監視もあります。

わが国では、サプリメントに関する法律はありません。「食品」としてしか位置づけられていないのです。そこで市場にどのような内容を持ち、どれくらいのサプリメントが出回っているのか把握できていません。

また日本には保健機能食品というものがありますが、これは特定保健用食品＋栄養機能食品のことで、いわゆるサプリメントとは異なるものです。しかし、これにもあまり厳しい情報の開示はなく、何にどの程度有効なのかはよく分からないのが一般的です。

しかし購入されるほとんどの方々は、いずれについても健康の保持・増進に有効な医薬品的なものとして考えておられるようです。そこで大量摂取が効果的と考え、そのような摂取をされる方も少なくありません。しかし単なる栄養素のみを含んだサプリメントでも、大量摂取には問題のあるものもあります。

こうした内容のものを利用される時は、ぜひ薬剤師、サプリメント・アドバイザーなどに利用目的、使用量などについて相談してみてください。

もちろんサプリメントも、上手に利用すれば健康の保持・増進に効果的なものも少なくありません。内容をよく理解して利用することにしましょう。

おわりに

人間は約五〇〇万年前、サルからヒトへの道を歩み始めました。そして最近まで輸出や輸入を行うための輸送手段がなかったことから、ほとんどの人間は、食料を得るために自分の足であちこち移動しなければなりませんでした。

手に入れられる食料は、自分達が暮らす周辺の産物でした。そこで、こうした食べもので命をつなぎ、次の世代を残すためには、得られる食べものに心身が適応するような体の仕組みを作らなければなりませんでした。体型、消化吸収のあり方、皮膚や髪の色など、いずれもそこで何をどのように食べたのかによって決められたのです。

わが国には縄文時代に米が伝わり、米は雨の多い温帯性気候に適した作物として、ほとんどの地域で作られるようになりました。米には、小麦より良質なたんぱく質が約六・八%、脂質は玄米で約三%、白米で一・三％含まれるほか、カルシウム、リン、鉄、ナトリウム、ビタミンB_1、B_2、ナイアシンなどが含まれています。これを主食に魚介類、海藻類、根菜類、緑黄色野菜、淡色野菜、大豆を中心にした豆類を組み合わせ、すぐれた食文化を作り上げてきました。この栄養バランスのとれた食事内容が、現在の私達日本人を作ったのです。

その食文化が、ここ数十年で崩れ始め、それと同時に子ども達の心と体がおかしくなってきました。乱れた食生活の影響は、成長途上の子どもに真っ先にあらわれるからです。私達はこのあたりで一度立ち止まり、「和食」の良さを見直してみる必要がありそうです。

何をどのように食べれば良いのかをきちんと知ることは、その人の人生を左右します。フランスのルソーは著書『エミール』で、教育の原点は「自己を守る知恵を身につけること＝何をどのように食べれば良いかを知ること」と述べています。これこそが今、大人が子ども達に伝えねばならない最も大切な「知恵＝食育」だと考えています。

平成一七年一〇月

鈴木雅子

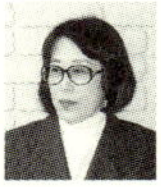

鈴木雅子（すずき・まさこ）

1963年薬学を修めた後、ドイツのハイデルベルグ大学医学部に留学。1972年岡山大学医学部で医学博士号を受ける。1973年から福山市立女子短期大学教授。現在、福山平成大学客員教授。健康と食生活について調査研究を続け、子ども達の心が食生活に大きく左右されることを実証し、注目をあびた。2000年日本文化振興会から「社会文化功労賞」を授与される。NPO法人 日本食育協会理事。著書に『食事が子どもを変える』（家の光協会）、『ココロとカラダを育てる食事』（フレーベル館）他多数。

カバー・本文デザイン／寒水 久美子
DTPオペレーション／株式会社明昌堂
カバー・扉イラスト／三宅 拓己
本文イラスト（9-16, 77, 132, 138, 144, 208ページ）／みるくぴろう
編集協力／植村 誠

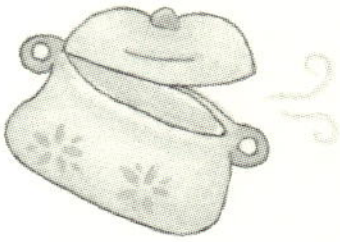

子どもは和食で育てなさい

発行日　2005年11月15日　初版
　　　　2008年4月14日　第5刷　発行

著　者　鈴木 雅子
発行人　屋木 達也
発行所　株式会社カンゼン
〒101-0021
東京都千代田区外神田2-7-1　開花ビル4F
TEL 03（5295）7723
FAX 03（5295）7725
http://www.kanzen.jp/
郵便振替 00150-7-130339
印刷・製本　東京書籍印刷株式会社

ISBN 4-901782-57-6
Printed in Japan
定価はカバーに表示してあります。

ご意見、ご感想に関しましては、**kanso@kanzen.jp**までEメールにてお寄せ下さい。お待ちしております。